自傷行為の理解と援助

「故意に自分の健康を害する」若者たち

松本俊彦
国立精神・神経センター精神保健研究所

Deliberate self-harm syndrome

日本評論社

はじめに

　自傷行為ほど誤解されている現象もありません。ある人は自傷行為について、「自殺未遂」「救いを求める心の叫び」といい、またある人は「精神疾患の症状」「周囲へのアピールや自己主張」と指摘しています。さらに別の人は「タトゥーと同じようなもの」「一種の流行、ファッション」と主張しています……。いずれの意見も部分的にはあてはまる要素を含んでいますが、しかしいずれも正解とはいえないものです。

　さて、本書は様々な場所で若者たちの支援をしている人たち――プライマリケア医、精神科医、臨床心理士、精神保健福祉士、保健師、看護師、そして誰よりも最も多く自傷する若者と遭遇しているであろう中学校・高校の養護教諭やスクールカウンセラーを想定し、自傷行為の理解と対応について書かれたものです。

　本書執筆にあたって、私が心がけたのは次のようなことでした。すなわち、わかりやすく、けれども決して現象を単純化したり省略したりすることなく論じ、また対応のあり方についても具体的な提案が記された、いわば実践の書です。さらにつけ加えさせていただけば、こまごまとした精神医学的診断ごとに「場合分け」して論じるのではなく、あくまでも「自傷行為」という現象を主軸にした一冊の本であること。こうしたことにできるだけこだわってみました。果たしてどこまで実現できているかは分かりませんが、私なりには現時点のベストを尽くしたつもりです。

　本書における私の主張はシンプルです。すなわち、自傷行為とは、単に自らの皮膚を切る（cut）だけではなく、自分の意識から「つらい感情」「つらい出来事の記憶」をも切り離して（cut away）、「何も起こらなかった」「何も感じなかった」ことにする行為であり、同時に「身体の痛み」によって「心の痛み」に蓋をする行為でもある、ということです。そして、対応にあたって援助者が忘れてならないのは、自傷行為とは「つらい瞬間」を生き延

びるために繰り返されながら、皮肉なことに少しずつ「死」を自らの方へとたぐり寄せてしまう行動なのです。いいかえれば、「リストカットじゃ死なない」かもしれないけれど、「リストカットする奴は死なない」とはいえない、ということです。こうした主張の根拠については、本書を読めば理解していただけると信じています。

　平成10年にわが国の自殺者数が急増し、以後11年間にわたって高止まりの状況を推移するなかで、当初は中高年から始まった自殺の増加は、いまや年を追うごとにじわじわと若年化の兆しを見せています。こうした状況のなかで、私は自傷行為に注目し、これに誠意を持ってかかわることこそが、若者の自殺予防に資すると信じているのです。その意味で、本書によってメンタルヘルス領域の援助者のあいだではびこる、自傷行為をめぐる数々の迷信や「悪い噂」が払拭され、少しでも多くの援助者が自傷する若者の支援に加わってくれることを願っています。

自傷行為の理解と援助
「故意に自分の健康を害する」若者たち
◉
目　次

はじめに ……………………………… iii

第Ⅰ部 自傷行為をどう理解するか

第1章 自傷行為の現在

- ポピュラー化したリストカット …………………………………… 3
- 学校における自傷行為の実態 …………………………………… 5
- 自傷する若者の特徴 ……………………………………………… 8
- 「自分の身体が傷つくだけで、人に迷惑をかけるわけじゃない!?」…… 10
- 自分を傷つける様々な行動 ……………………………………… 12
- 「故意に自分の健康を害する」症候群 …………………………… 14
- 本章のまとめ ……………………………………………………… 17

第2章 自傷行為の定義

- 自傷行為と自殺企図の違い ……………………………………… 19
- 自傷概念の変遷 …………………………………………………… 23
- 現代における自傷行為の定義 …………………………………… 25
- 逸脱した（病的な）自傷行為の分類 ……………………………… 26
- 衝動性自傷行為の下位分類 ……………………………………… 30
- 衝動性自傷行為の方法・手段・身体部位 ………………………… 32
- 自傷行為と間接的な自己破壊的行動との関係 ………………… 34
- 過量服薬は自傷行為なのか ……………………………………… 39
- 自傷行為＝境界性パーソナリティ障害なのか …………………… 42
- 男性の自傷行為 …………………………………………………… 46
- 本章のまとめ ……………………………………………………… 48

第3章 ボディモディフィケーションと自傷行為

- ボディモディフィケーションは自傷行為なのか ………………… 49
- 文化のなかのボディモディフィケーション ……………………… 52
- 現代の若者におけるボディモディフィケーション ……………… 54

　　　　反社会的集団におけるボディモディフィケーション ……………………… 56
　　　　ボディモディフィケーションが自傷行為へと変わるとき ……………… 58
　　　　本章のまとめ ……………………………………………………………… 62

第4章　自傷行為が発現するメカニズム

　　　　自傷する理由 ……………………………………………………………… 63
　　　　脳内麻薬と自傷行為 ……………………………………………………… 66
　　　　苛酷な生育背景の影響 …………………………………………………… 68
　　　　解離の影響 ………………………………………………………………… 72
　　　　自傷行為の背景にある生物学的メカニズム …………………………… 77
　　　　社会的環境の影響 ………………………………………………………… 79
　　　　本章のまとめ ……………………………………………………………… 82

第5章　自傷行為というアディクションがもたらすもの

　　　　気分を変えるための行為 ………………………………………………… 83
　　　　自傷行為はアディクションなのか ……………………………………… 84
　　　　自傷行為の嗜癖化プロセス ……………………………………………… 88
　　　　自傷行為から自殺企図へ ………………………………………………… 93
　　　　自傷者の自殺行動 ………………………………………………………… 98
　　　　「寄せては返す波のような苦痛」から「耐え難い、逃れられない、
　　　　　果てしなく続く苦痛」へ ……………………………………………… 103
　　　　本章のまとめ ……………………………………………………………… 104

第6章　自傷行為と解離性同一性障害

　　　　解離性同一性障害は存在するのか ……………………………………… 107
　　　　自傷行為と解離 …………………………………………………………… 108
　　　　解離性自傷行為の分類 …………………………………………………… 109
　　　　解離促進性・重症型自傷行為への対応 ………………………………… 115
　　　　様々な自傷行為の変遷と自殺行動への発展——解離性障害の症例 … 124
　　　　解離性自傷行為への対応で大切なこと ………………………………… 131
　　　　本章のまとめ ……………………………………………………………… 132

第Ⅱ部 自傷行為にどうかかわるか

第7章 援助にあたって理解しておくべきこと

- 援助者は「氷山の一角」しか知ることができない ……………………… 135
- 学校で何が起こっているのか──養護教諭へのアンケート調査から …… 136
- 自傷する若者の援助希求能力 …………………………………………… 145
- 傷のケアをしないことも自傷行為 ……………………………………… 148
- 救急医療機関での対応のあり方 ………………………………………… 150
- 自傷する若者との初回面接で心がけること …………………………… 152
- 親に内緒にしてほしい!? ………………………………………………… 158
- 援助者は仲間を持つ必要がある ………………………………………… 162
- 本章のまとめ ……………………………………………………………… 166

第8章 自傷行為のアセスメント

- なぜ自傷行為のアセスメントが重要なのか …………………………… 169
- 自傷行為の様態と性状のアセスメント ………………………………… 170
- 間接的な自己破壊的行動のアセスメント ……………………………… 178
- 自傷者の生活史および現在の状況 ……………………………………… 180
- 簡易版「自傷行為のアセスメント・ポイント」と精神科受診の
  判断基準 ………………………………………………………………… 182
- 本章のまとめ──自傷行為から目をそらさないこと ………………… 187

第9章 自傷行為のマネジメント

- 自傷行為の「引き金」を分析する──行動記録表 …………………… 189
- 自傷行為の報告にどう対応するか? ……………………………………… 193
- 置換スキル ………………………………………………………………… 194
- 面接の実際 ………………………………………………………………… 203
- 行動記録表と置換スキルを用いて援助した症例 ……………………… 208
- 「死にたい」と言われたら ………………………………………………… 214

自傷を繰り返す者に対する薬物療法で注意すべきこと …………… 220
　　家族への働きかけ ………………………………………………………… 222
　　学校における伝染の予防 ………………………………………………… 224
　　残された傷痕の問題 ……………………………………………………… 225
　　本章のまとめ ……………………………………………………………… 227

第10章　若者の自殺予防と社会安全のために

　　自殺対策加速化プラン …………………………………………………… 229
　　学校における自殺予防教育のあり方 …………………………………… 230
　　痛みを感じない少年たち ………………………………………………… 233
　　被害と加害の分水嶺 ……………………………………………………… 236
　　一人ひとりの大人にできること ………………………………………… 238

　　あとがき ……………………… 241
　　引用文献一覧 ………………… 245

第Ⅰ部

自傷行為をどう理解するか

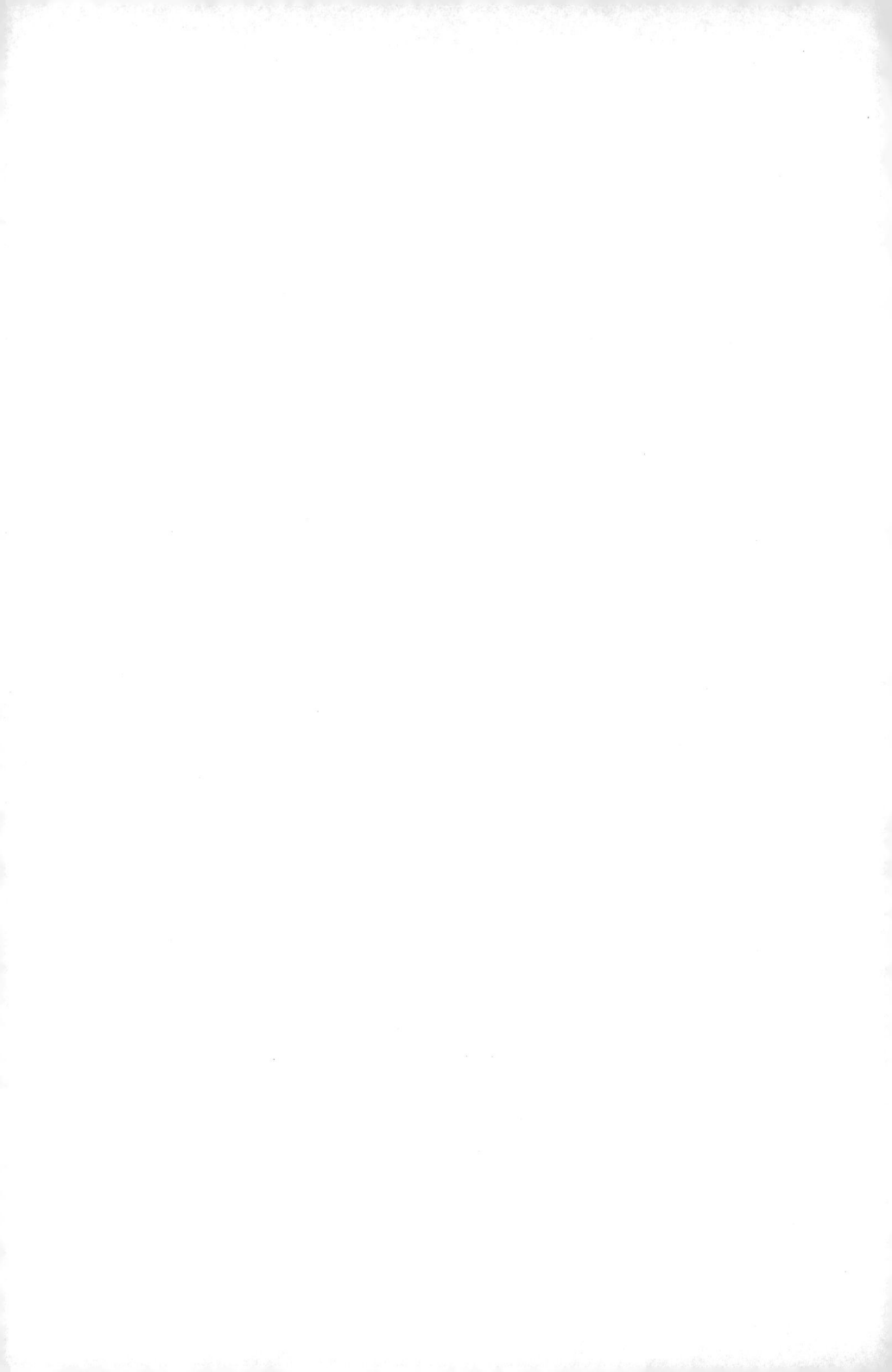

第1章

自傷行為の現在

ポピュラー化したリストカット

　『ライフ』（すえのぶけいこ，講談社，2002〜）という漫画をご存じでしょうか？　苛酷ないじめに耐えながら、次第に自己主張をできる強さを身につけていくという、一人の少女の成長を描いた物語です。主人公の椎葉歩はリストカットをする女子中学生（後に、高校生になります）であり、当然ながら、漫画のなかでは、彼女が刃物を自分の前腕に当てると皮膚の裂け目から血液がにじむようにこぼれ出す、というシーンも何度か描かれています（図1-1）。歩のリストカットの背景には、友人との葛藤や学校でのいじめ、さらには本人に対する関心が乏しい家族といった問題があり、そうした苦境のなかで、素直に自分の気持ちを表現できない歩は、リストカットすることでつらい感情を解決しようとしているように思えます。

　誤解を避けるためにいわせていただくと、この漫画は決してリストカットをテーマとするものではなく、教養小説的な「こころの成長」を描いた物語です。とはいえ、このように主人公がリストカットをしている物語が、非常に多くの若者に支持されているという事実には、若干の驚きを禁じえません。『ライフ』は、最近20巻で完結し、すでに総売上部数950万部以上という驚異的な数字を叩き出しているだけでなく、北乃きいという新進女優さんの主演でテレビドラマ化もされています。漫画のヒロインがリストカットをしているという物語がここまで人気を博するとは、少し前ならば想像できないことだったのではないでしょうか。このことは、それくらいリストカットが身近

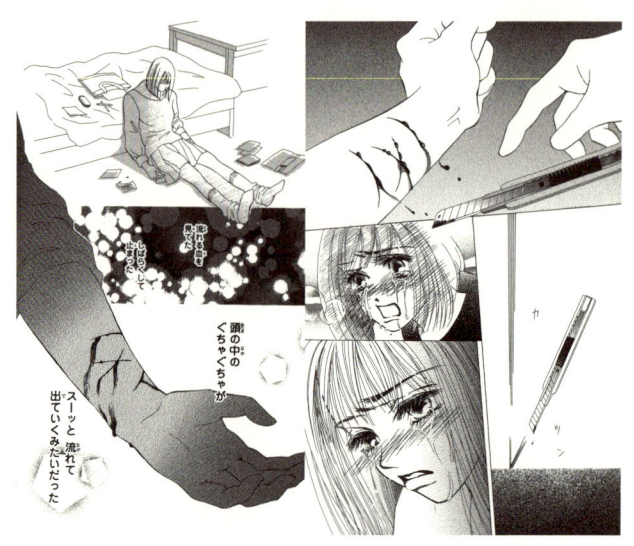

図1-1 リストカットのシーン描写（すえのぶけいこ『ライフ』
第1巻，80〜81ページ，講談社より）

な現象になったことを意味しているのかもしれません。

　もちろん、昔から精神科臨床ではリストカットという現象は知られていました。しかし、少なくとも私が駆け出しの精神科医であった16年前、「リストカット患者」といえば、「治療に難渋する招かれざる客」として、思わず身構えて診察に臨む感じであったように記憶しています。それに比べると、最近のリストカットはもっとカジュアルで、日常の風景のなかでもしばしば遭遇する出来事になってきた、という気がします。たとえば、私自身、コンビニエンスストアで買い物をして釣り銭をもらうときに、店員の前腕に自傷の痕跡を発見し、驚いて顔を上げると、そこにごくふつうの若者の顔がある、といった体験を何度となくしています。

　最近では、アイドルタレントによるリストカット経験の告白といったニュースもときどき耳にします。かつてであれば、こうした告白自体は芸能人として致命的なものであり、何としてでも隠さなければならない過去であったように思いますが、どうやら今はそうではないようです。海外では、摂食障

害にも罹患していたことでも知られるダイアナ妃にはじまり、アンジェリーナ・ジョリーやジョニー・デップといった、多くの羨望のまなざしを集める輝かしいセレブリティが、自らの自傷経験を告白しています。こうした告白は、好奇心から自傷行為を試みる若者を増加させる可能性がある一方で、隠れて自傷行為を繰り返している若者に対しては、「自分一人だけではないんだ」という安堵感と、「自分にもいろいろなチャンスがある」という希望を与える可能性もあるでしょう。

　精神科臨床の現場においても、1990年代後半以降、リストカットなどの自傷行為をする患者さんが急激に増えたという実感があります。そうした傾向は、2000年に、過量服薬によって自殺した（正確には「推定自殺」ですが）、「カリスマ的リストカッター」南条あやの遺稿『卒業式まで死にません』（新潮社, 2000）が刊行されてから、いっそう加速したように思います。私自身、ある時期、外来診察の場面で何人かの自傷患者から、「先生は南条あやの本を読みましたか？」と質問されたものでした。それからさらに数年を経た2007年には、自傷経験のある若者の裸体を被写体とした、写真集『I am』（岡田敦, 赤々舎, 2007）が話題になったことも記憶に新しいと思います。

　いまや自傷行為は一種の流行なのでしょうか？　そして、なぜ若者たちは自らの身体を故意に傷つけるのでしょうか？

学校における自傷行為の実態

　最近の２〜３年のうちに、養護教諭（学校の保健室の先生）の研修会で、リストカットなどの自傷行為について講演する機会が急激に増えました。どうやら自傷行為は、いまや学校保健における主要な問題のひとつとなっているようです。

　学校における自傷行為の実態調査としては、すでに、文部科学省が日本学校保健会に委託して実施した、『平成18年度　保健室利用状況に関する調査報告書』（2007）があります。その調査は、約1,100校の公立学校のうち、小学校の９％、中学校の73％、高校の82％で在校生の自傷行為が把握されていることを明らかにしています。

それでは、実際には自傷行為の経験がある中学生・高校性はどのくらいの割合で存在するのでしょうか？　前出の『保健室利用状況に関する調査報告書』では、学校が把握した自傷件数にもとづいて、児童・生徒1,000人あたりの自傷発生率を算出しています。それによれば、生徒1,000人あたり、中学生3.7人（0.37％）、高校生3.3人（0.33％）の割合で自傷行為が学校内で事例化しているようです。

　しかし、この数字は氷山の一角でしかありません。私たちの研究グループはこれまで、中学生や高校生を対象として無記名のアンケート調査を何回か実施してきましたが、その結果は、何回実施しても『保健室利用状況に関する調査報告書』とは著しく異なるものでした。たとえば、ある公立中学校の全校生徒486名中、リストカットのような自己切傷の経験者（「故意に自分の身体を刃物で切ったことがありますか？」という質問で調査）は、男子で8.3％、女子9.0％でした（Izutsu et al, 2006）。また、同じ質問をある私立女子高校生126名にしたところ、14.3％に自己切傷の経験があり、そのうちの半数以上は10回以上自己切傷経験がありました（山口と松本, 2005）。さらに同じ質問を、首都圏12校の中学校・高校の生徒2,974名に実施したところ、その割合は男子7.5％、女子12.1％でした（Matsumoto & Imamura, 2008）。

　私たちの調査結果は、海外で実施された同様の調査とも一致しています。表1-1に示すのは、欧州7ヶ国が共同して行った自傷行為に関する調査の結果です（Hawton et al, 2006：参考までに、我々の調査結果も追加してあります）。表からも明らかなように、海外では、おおむね男子の3〜5％、女子の10〜17％に自傷行為の経験があることが明らかにされています。また、この共同研究とは別の調査からは、米国の女子大学生の12％（Favazza & Conterio, 1989）、カナダの十代の若者の13.9％（Ross & Heath, 2007）に自傷行為の経験があるという結果も報告もされています。

　これらの先行研究と比べてみると、私たちの調査結果は決して大げさなものではなく、自傷行為に関しては、日本も欧米並みの状況であることが分かります。ちなみに、興味深いことにトルコでは高校性のなんと21.4％に自傷行為の経験が認められたという報告があります（Zoroglu et al, 2003）。ご存じ

表1-1　海外の若年者における自傷行為の経験

国名	自傷行為の生涯経験率	
	男子（%）	女子（%）
英国	4.6	16.9
アイルランド	4.9	13.5
オランダ	2.5	5.9
ベルギー	6.8	15.6
ノルウェイ	4.3	15.3
ハンガリー	3.2	10.1
オーストラリア	3.3	17.1
【参考】日本（参考：Matsumoto & Imamura, Psychiatry and Clinical Neurosciences, 2008）	7.5	12.1

のように、トルコはイスラム教社会であり、イスラム教では自殺を含め、故意に自分の身体を傷つける行為が禁じられているはすですが、この報告は宗教的な相違を超えて、自傷行為はいまや世界各国の若者に広く見られる現象であることを示しているといえるでしょう。

　ともあれ、私たちが行った匿名性が担保された複数のアンケート調査（山口と松本, 2005；Izutsu et al, 2006；Matsumoto & Imamura, 2008；Katsumata et al, 2008）からは、以下の3つのことがいえるのではないかと思います。第1に、中学生・高校性のおよそ1割に、「自分で自分の身体を切る」という様式の自傷行為の経験があり、学校が把握できているのはその中のほんのごく一部にすぎない、ということです。それから第2に、医療関係者の多くが、リストカットというともっぱら女性の問題行動と考えていますが、この年代の一般人口をほぼ反映している中学生のデータを見てみると、従来考えられていたほど顕著な性差はないことが分かります。このことは、援助につながるのが女子に多いだけであり、潜在的には男子の自傷者も存在している可能性を示唆しているといえるでしょう。そして最後に、過去に1回以上の自傷経験のある生徒のうち、その半数以上が10回以上の自傷経験があるという事

実は、自傷行為が持つ反復性・習慣性を物語っているように感じられる、ということです。

自傷する若者の特徴

それにしても、十代の若者の10人に1人に自傷経験があるという事実を踏まえれば、自傷行為はもはや稀な現象とはいえない状況にあると考えなければなりません。少し前ならば、精神科医療関係者のあいだでは、「リストカット＝境界性パーソナリティ障害」という根強い思い込みがありましたが、若者の10％が境界性パーソナリティ障害というのはあまりにも多すぎます。事実、『カプラン精神医学テキスト 第2版』（井上令一・四宮滋子訳, メディカル・サイエンス・インターナショナル, 2004）によれば、一般人口における境界性パーソナリティ障害の有病率は、約1〜2％とされています。

それでは若者に「新しい習慣」が広まっていると考えるべきでしょうか？たとえば20年前には、男性が耳にピアスをつけること、あるいは、男女を問わず、耳たぶ以外の場所にピアスをつけることは、それだけで衝撃的というか、スキャンダラスな事件であったと思います。しかし、今日そうしたことをいちいち咎めだてする風潮は消え失せ、男性のピアスもボディピアスも、何ら珍しくはなくなりました。自傷行為もそれと同じ現象なのでしょうか？

それは分かりません。いずれにしても重要なのは、生徒の1割に見られる自傷経験者が一体どのような特徴を持つ集団なのか、ということです。すでに私たちは、自傷経験のある生徒に関していくつかの特徴を明らかにしています。

まず、この1割の生徒たちは、残りの9割の生徒たちに比べて、男女を問わず飲酒や喫煙の経験者が圧倒的に多く（山口と松本, 2005：Matsumoto & Imamura, 2008）、「自分の知り合いに違法な薬物を使ったことのある人がある」者、あるいは「違法な薬物を勧められた経験のある」者も多い、という特徴があります（Matsumoto & Imamura, 2008）。ご存じのように、未成年者の飲酒・喫煙は、成人後の違法薬物乱用を予測する重要な危険因子といわれていますが、このことに加えて、自傷経験のある1割の生徒たちは、違法薬

物が入手しやすそうな、危なっかしい人間関係を持っている可能性があるといえるでしょう。

それから女子生徒の場合、自傷経験のある生徒には、明らかに神経性無食欲症（拒食症）や神経性大食症（過食症）といった摂食障害の診断ができる状態の者が多い、という特徴があります。また、摂食障害と診断するほどではないが、自分の体型や体重、容姿といったものに不満があり、極端なダイエットをしたり、食べ過ぎたあとに強い罪悪感を抱いたり、ときには食後に吐いてしまったり、体重を減らすために緩下剤を使用している者も多く（山口と松本, 2005）、自傷行為は広義の摂食障害的傾向と密接に関連していると考えられます。ちなみに、摂食障害の存在は、女性における成人後のアルコール・薬物乱用の危険因子といわれています。

また、小学校低学年時代に、授業中に落ち着かなかったり、忘れ物が多かったり、授業中ぼんやりして集中できなかったり、教師や親からいつも注意を受けていたといった、注意欠陥・多動性障害を疑わせるようなエピソードのあった生徒も多く認められています（Izutsu et al, 2006：松本ら, 2006b）。もちろん、この結果から、ただちに、自傷行為は注意欠陥・多動性障害などの発達障害との関連があると結論するのは性急すぎますが、幼少期より多動傾向や注意欠陥傾向があれば、周囲の大人たちから叱責されたり、友人からからかわれたりするなどの体験をしてきた可能性が高いといえるでしょう。だとすれば、人生のかなり早い段階から、「生きづらさ」を自覚していた者は少なくないのかもしれません。

事実、それを反映するかのように、自傷経験のある生徒は、自尊心が低く（Izutsu et al, 2006）、これまでに「死んでしまいたい」、あるいは「消えてしまいたい」「いなくなってしまいたい」と考えた経験のある者が多く、親や教師、友人といった周囲の人間が「信用できない」と感じている者も少なくないことが分かっています（Katsumata et al, 2008）。さらに、インターネットでいわゆる「自傷・自殺系サイト」といわれるような有害サイトにアクセスした経験者が多い傾向もみられました（Katsumata et al, 2008）。ひょっとすると、この1割の生徒たちは、様々な悩みを抱えながらも、その相談相手

として信頼できる人物が周囲に存在せず、悩みの答えをインターネット空間に求めざるを得ない事情があったのかもしれません。そして、答えを探し求めるなかで「自傷・自殺系サイト」に漂着した……という想像もしてしまいます。これは推測にすぎませんが、こうした若者と「ネット心中」や「集団自殺」の当事者とは、どこかで地続きの関係にあるような気がしてなりません。

　いずれにしても、私たちの調査結果は、自傷行為の経験のある１割の生徒たちは、そうした経験のない９割の生徒に比べると、自分や周囲に不満を抱き、様々な「生きづらさ」を体験している可能性があるのです。こうしたことは、生徒のあいだで見られる自傷行為を単なる流行の範疇で捉えるのでは不十分であることを示唆しています。

「自分の身体が傷つくだけで、人に迷惑をかけるわけじゃない⁉」

　ところで、私個人として、上述した特徴以上にショッキングな知見がありました。

　実は、こうした生徒における自傷行為に関するデータは、いずれも私自身が講師として薬物乱用防止講演を行った後に実施した調査によるものです。私は自身の精神科医としてのキャリアを依存症臨床からスタートし、薬物依存症をそもそもの専門としてきました。そのような事情もあって、中学校や高校から、「生徒対象の薬物乱用防止講演をしてほしい」と依頼されることがあるのです。もちろん、そうした依頼のすべてを引き受けることは難しいのですが、「生徒対象の匿名アンケート調査をさせていただければ」という条件を提示して、これを了解してくれた学校については、事情の許すかぎり講演を引き受けてきました。

　そのようにして実施したアンケート調査のなかで、かつては、生徒に私の講演に関する感想についても書いてもらっていましたが、回収したアンケートを読むたびに、この１割の自傷経験者の感想には驚かされていました。というのも、自傷経験のない９割の生徒たちの感想は、大抵、「薬物の怖さが分かった」「絶対に自分は薬物に手を出さないようにしたい」「薬物をやって

いる奴がいたら、なんとしてでもやめさせたい」「薬物を使う奴はバカだ」といった、期待通りのものであったのに対し、自傷経験のある生徒の感想はといえば、決まって「自分の身体が傷つくだけで人に迷惑をかけるわけじゃないから、薬物を使いたい人は勝手に使えばよいと思う」というものだったからです（Matsumoto & Imamura, 2008）。

　思えば、この言葉は、かつて駆け出しの私が薬物依存症の専門病院に勤務していた時期に、若い薬物乱用者からよく聞かされた言葉でした。彼らの多くは、十代の前半からシンナーなどの有機溶剤を吸引し、十代の半ばには大麻や覚せい剤を乱用するようになり、喧嘩やバイクの暴走といった無軌道な生活を送ってきていました。若かりし私は、何とかして彼らが薬物をやめる気持ちになるようにと思い、診察室で薬物の心身への害について講義をしたものでした。要するに、「シンナーを使っていると、腎臓と肝臓が破壊される、骨や脳が溶ける、死んでしまう」といった、なかば脅しのような内容です。すると、若い薬物乱用者からよく、例の言葉で反論されたものでした。「自分の身体が傷つくだけで人に迷惑をかけるわけじゃないから、別にクスリ使ったっていいじゃないですか。俺はいつ死んでもいいと思っているし、どうなってもいいと思っている」。私は言葉を失い、ただ唖然としたことを、いまでも覚えています。

　もちろん、シンナーや覚せい剤の乱用による後遺症を抱えた人が、深刻な精神病状態において通り魔殺人を起こす、といった事件が現実に起こっている以上、「誰にも迷惑をかけない」ということはできません。しかし、彼らがいいたいのは、そういうことではなかったのだと思います。そうではなくて、「薬物乱用は、自分を傷つける方法の１つ」であり、自分は今まさにその方法を使って「ゆっくりと自殺」を試みている、ということではないでしょうか？

　実際、若い薬物乱用者の多くが、幼少時から養育者からの暴力や養育放棄、あるいは学校でのいじめにさらされながら、社会への敵意を募らせながら生き延びています。なかには、悪い仲間に入ることでようやくこれ以上の被害を受けないですむ居場所を得た者もいます。そのような生活のなかで、薬物

がつらい感情を麻痺させてくれ、「決して自分を裏切らない」ものとして乱用されている場合もあるのです。ですから、「自分の身体が傷つくだけで人に迷惑をかけるわけじゃない」という彼らの居直りも、共感できないにしても、「そういう気持ちにもなるだろうな」と理解することはできます。

　それにしても、「自分の身体が傷つくだけで人に迷惑をかけるわけじゃない」という、薬物乱用者さながらの感想を抱いた、この１割の生徒が、早くから飲酒・喫煙を経験し、周囲に薬物を入手しやすい環境があり、摂食障害や低い自尊心といった危険因子まで持っている自傷経験者であるということは、何とも心配な話です。この１割の生徒は、自分を傷つけることに対する抵抗感が乏しい人たちであるだけでなく、将来、薬物に手を出す可能性をはらんだ集団といえるかもしれません。にもかかわらず、そうしたリスクの高い生徒たちに対しては、私の「ダメ、ゼッタイ」的な薬物乱用防止講演が伝わらないのです。いささか自虐的に考えれば、残りの９割の生徒の場合、私の講演など聞かなくとも薬物に手を染めることなどなく、一方、この１割の生徒の場合には、私の講演を聞いてもやはり薬物に手を出すのではないか。そんなふうにも考えたくなります。

　「自分の身体を傷つけるだけで他人に迷惑をかけるわけじゃない」。この言葉は大人たちにはとても挑戦的に聞こえます。自傷する若者の援助をしたことがある者であれば、誰でも一度は、「切っちゃだめだよ」「自分を大事にしなきゃ」などと助言をしたところ、「どうして自分を切っちゃだめなのか？」と居直ったように切り返されてしまい、言葉に詰まった経験があるはずです。この言葉には、社会に対する敵意や怒り、人間不信、そして自己嫌悪がないまぜになって詰まっている感じがします。

自分を傷つける様々な行動

　ここまで述べてきたように、一般の中学生・高校生において、自傷行為の経験は、飲酒・喫煙の習慣や薬物乱用のリスクと関係があり、拒食や過食といった摂食障害傾向とも関連します。同じ調査を、精神科医療機関に通院中の自傷患者、あるいは少年鑑別所や少年院に入所中の若者を対象として実施

すると、これらの関連はいっそう顕著なものとなります。精神科医療機関や矯正施設の自傷者の多くは、アルコール・薬物乱用の問題を持っており、女性の場合には、激しい過食・嘔吐を繰り返すような重篤な摂食障害を呈している者もめずらしくありません（Matsumoto et al, 2004a；2004b：松本, 2005）。たとえば少年鑑別所では、女性入所者の6割以上にリストカットの経験が認められ、その多くに摂食障害傾向と違法薬物の乱用経験が認められます（Matsumoto et al, 2005a）。

　要するに、自傷行為は様々な程度の物質乱用や食行動異常と密接に関連しているのです。もちろん、飲酒や喫煙をしている人が、「自分を傷つけたい」という意図を持っているわけではないでしょうし、薬物を使っている人も、単に「ハイになりたい」と考えているだけでしょう。また、拒食や自己誘発嘔吐をしている人も、「自分を傷つけたい」のではなく、少なくとも意識的には「痩せる」ことを求めているはずです。しかし、こうした行動を繰り返すうちに、長期的にはその弊害が身体に蓄積し、やがて自分の健康を損なってしまうという点では、確かに自傷的な行動といえるでしょう。

　自傷行為に伴いやすい「自傷的な行動」は、物質乱用や食行動異常だけにとどまりません。自傷行為を繰り返す若い女性のなかには、援助交際をはじめとした不特定多数との性交渉や避妊しない性交渉といった、性的な危険行動を繰り返している人も少なくないのです。もちろん、こうした行動によってただちに健康が損なわれるわけではないですが、様々な性感染症に罹患するリスクがあり、HIVに感染した場合には生命的な危機に陥る可能性があります。また、様々な犯罪被害に巻き込まれるリスクもあるでしょう。その意味では、本人がどこまでそれを自覚しているかは別にして、広義の自傷行為と捉えることができるでしょう。

　また、自傷行為を繰り返す男性のなかには、スリルを求めて危険を顧みないバイクの暴走行為を繰り返す者、あるいは、暴力団員相手でもかまうことなく、喧嘩を売ってしまう者がいます。そうした無謀な行動の結果、本当に命を失ってしまう者もいます。

　その意味で、性的な危険行動や暴走・暴力行動にも、自身がどこまで自覚

しているかはともかくとして、それ自体が自分を傷つける行動といえるのかもしれません。いいかえれば、自傷行為を繰り返す人は、単に自分の皮膚を切るだけでなく、様々な方法を自らの健康を損ない、自らの生命を危険にさらしている人が少なくないわけです。

「故意に自分の健康を害する」症候群

　私は、リストカットだけではなく、自殺を意図しない物質乱用や拒食・過食、さらには様々な危険な行動によって、自らの健康を損い脅かす行動のことを、「『故意に自分の健康を害する』症候群」（松本, 2005）という言葉で表現してきました（図1-2）。こなれない日本語ではありますが、この表現には私なりの理由があります。

　この言葉は、そもそもは自傷行為に関する研究で用いられている「deliberate self-harm syndrome」という英語の日本語訳です。「deliberate」という単語は、「故意の」という形容詞です。「意図的な」という意味で訳されることもありますが、それならば「intentional」という表現のほうが適切でしょう。「deliberate」は、「intentional」に比べると、自分の意志や主体性の関与がやや希薄なニュアンスがあると思います。

　また、「self-harm」という表現は、通常、「自傷」と訳されています。しかし、リストカットのように自分の皮膚を切る行動に関しては、より具体的に「self-cutting（自己切傷）」という表現があり、「切る」以外の自傷——「やけどさせる」「突き刺す」「殴る」「噛む」「ひっかく」——全般を含む概念を表す用語としては、「self-injury」という表現があります。そう考えると、「害をおよぼす、健康を損なう」というニュアンスを持つ「harm」という言葉には、狭義の自傷行為にかぎらない、もっと広範な健康阻害的行動を含む概念を指し示しているように思えました。

　そんなわけで、私は、「deliberate self-harm」を「故意の自傷」ではなく、「『故意に自分の健康を害する』症候群」と訳してみたのです。かつてカール・メニンガー（Karl Menninger, 1938）という精神分析医は、いわゆる自傷行為を「局所的自殺」、アルコール・薬物依存症を「慢性的自殺」と呼び、

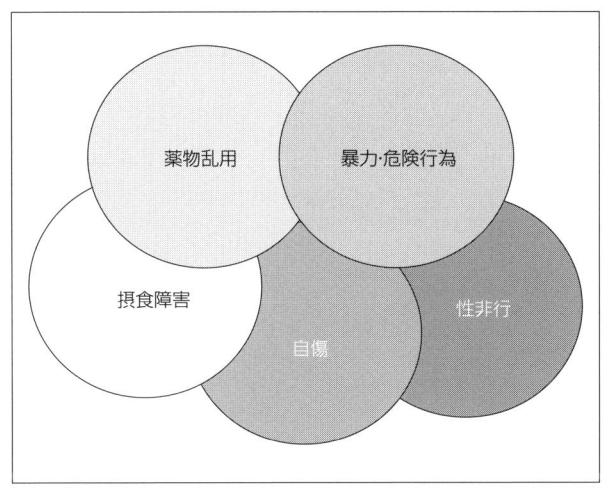

図1-2 「故意に自分の健康を害する」症候群

あたかも天敵から自分を守るために自らの尾を切り離す爬虫類のように、ある種の危機的状況を「生き延びる」ために身体の一部を犠牲にする行動として捉えました。その意味では、「『故意に自分の健康を害する』症候群」は、多様な自己破壊的行動を含む概念であるという意味でメニンガーの概念と似ていますが、それでもあえて異なる表現を用いたことには、私なりの理由があります。

現在、1998年から急増したわが国の自殺者数は現在までに11年連続して高止まりの状態が続いているだけでなく、年を追って自殺者の若年化が進んでいます。そうした動きと同じくするかのように、若者たちの自傷行為が精神科臨床の現場や学校で目立ち始め、芸能人が自身の自傷経験を告白したり、リストカットを扱った書籍がベストセラーになるような時代に突入しました。

これは一体何を意味しているのでしょうか？ たとえば、ある種のリストカットは一種の「反自殺行為」として──すなわち「死なないために」行われることがありますが、しかしその一方で、様々な実証的研究によって「10年」という長期的なスパンで見ると、やはり自殺につながる行動であること

が明らかにされています（Owens et al, 2002）。それから、意外と思うかもしれませんが、若年者の飲酒や喫煙、薬物乱用も、将来における自殺行動と密接に関連するといわれています（Miller & Taylor, 2005）。こうした知見は、いま現在、若者たちに見られる、一見ささいな自分を大切にしない行動が、10年後における自殺行動へとつながる可能性があることを示しているのです。

だからこそ、私は、若者の自殺予防のためには、様々な「故意に自分の健康を害する」行動全般を視野に入れた、総合的な健康教育が必要であると考えています。そのような健康教育において、とりわけ強調すべきなのは、最も自分を大切にしない行動は、自傷行為や物質乱用をすること以前に、「つらいときに『つらい』と誰かに伝えないこと、誰にも助けを求めないこと」——すなわち、援助希求をしないことである、という点です。

そうした働きかけを一般の若者に広く行うことを想定した場合、「局所的自殺」や「慢性的自殺」、あるいは「故意の自傷」という言葉の響きはあまりにも物騒であり、一般の若者に向けた言葉としては不適切なものです。「自殺」や「自傷」といった否定的な表現よりも、やはり「健康」という肯定的な言葉を含む表現のほうが、ヘルスプロモーションには適しているのではないかと考えたわけです。

さて、次章から、いよいよ本格的に自傷行為に関する理解を深めていくことになりますが、その前に断っておきたいことがあります。「『故意に自分の健康を害する』症候群」という広い概念とは矛盾するようですが、本書のなかで私は、「自傷行為」という用語を、自らの身体の表面を「切る」「刺す」「嚙む」「殴る」「やけどさせる」などの行為にかぎって用いたいと思います。

過量服薬は自傷行為と密接に関連する行動ですが、ひとまずは自傷行為の範疇に含めずにおきたいと思います。これは決して、過量服薬は重要ではないという意味ではなく、あくまでも議論を正確にするための定義です。この点についても、次章以降明らかにしていくつもりです。

本章のまとめ

　本章では、近年、若者の広がっているリストカットの実態に関するデータを示すとともに、リストカットなどの自傷行為の経験を持つ若者の特徴について説明しました。また、自傷行為は、摂食障害やアルコール・薬物の乱用とも密接な関連があることに触れ、最終的に、若者たちの自殺予防と健康教育に資する概念として、「故意に自分の健康を害する」症候群という臨床単位を提唱しました。

　次章では、自傷行為の定義や様式、様々な類型について説明したいと思います。

第2章

自傷行為の定義

自傷行為と自殺企図の違い

　1998年（平成10年）にわが国の自殺者数が急増して以来、故意に自らの身体に損傷を加える行為（自傷行為）によって、救急隊を要請して医療機関に搬送される人の数もまた急激に増加してきました（図2-1：内閣府「自殺総合対策白書」より）。こうした自損患者は、救命救急センターに搬送される患者のかなりの割合を占めており、その多くが、リストカットをはじめとする自傷行為や向精神薬などの過量服薬によるものだといわれています。

　たとえば、栃木県のある総合病院の救命救急センターでは、2007年に自損行為で搬送されてきた患者約200名（このうち24名が死亡）のうち、自損行為の手段・方法が過量服薬であった者が141名、リストカットであった者が45名であったということです（下野新聞2009年2月7日版）。

　それでは、こうした自損行為の結果、死亡してしまった人、すなわち自殺既遂者だけにかぎってみた場合、用いられた手段・方法としては、何が最も多いのでしょうか？

　図2-2は、自殺既遂者が用いた手段・方法を示したものです。この図から分かるのは、わが国の自殺既遂者の大半（男性66.8％、女性55.8％）が自らの身体を傷つける手段・方法として、縊首（首つり）を用いています。その一方で、刃物刺傷による既遂者にいたっては男女ともに1％程度しか存在しません。しかも、こうした既遂者の多くは頸部や胸・腹部といった体幹に近い部位を刺しているものと推測されるので、リストカットなどの四肢を傷つけ

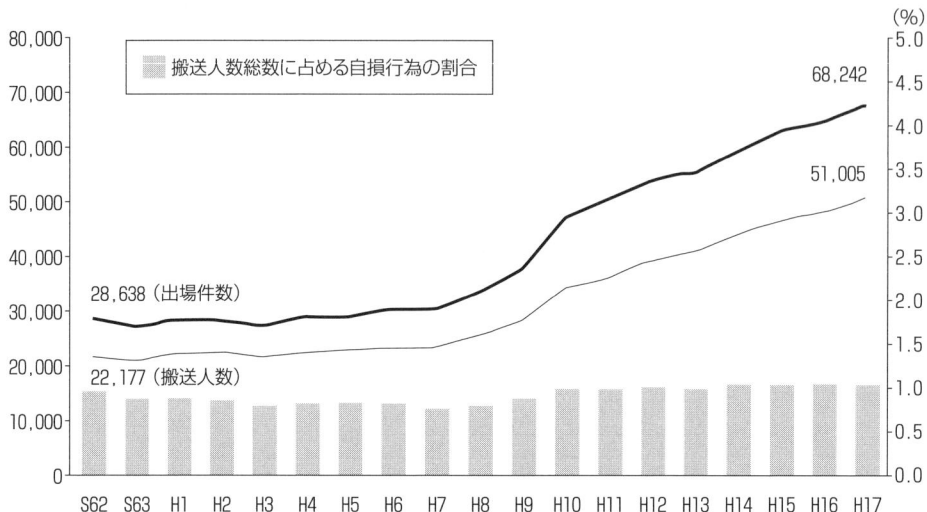

図2-1 救急自動車による自損行為の出場件数及び搬送人数の推移（内閣府：平成20年度版自殺対策白書より引用）

て既遂にいたった者はごくわずかであるといえるでしょう。また、服毒による既遂者については、自傷行為よりは多いものの、男性で2％程度、女性で5％程度です。ただし、ここには、少量の摂取でも致死的な結果をもたらす毒物・劇薬を用いた者も含まれていると推測されるので、処方された治療薬や市販薬の過量摂取で既遂にいたった者は、服毒既遂者の一部であると考えられます。

これらの事実は、リストカットは致死性が低い自損行為の方法であり、また、リストカットほどではないにしても、過量服薬も比較的致死性の低い方法であって、いずれも自殺の手段とはなりにくい方法であることを示しています。

それでは、自傷行為は自殺企図とどのような点で異なるのでしょうか？教科書的にいえば、自殺企図とは、自殺の意図（「死のうと思って」）から、致死的な手段・方法を用い、致死性の予測（「これだけのことをすれば、きっと死ねるだろう」という予測）のもとに、自らの身体を傷つける行動と定義で

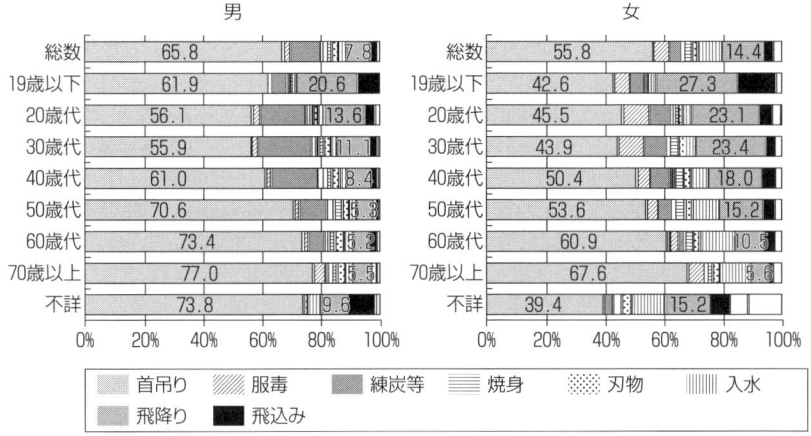

図2-2 平成19年における男女別・年齢階級別（10歳階級）・自殺の手段別の自殺者数の構成割合（内閣府：平成20年度版自殺対策白書より引用）

きます。

　一方、自傷行為は、自殺以外の意図から、非致死的な手段・方法を用いて、非致死性の予測（「この程度ならば大丈夫だろう」という予測）にもとづいて、自らの身体を傷つける行為と定義されます。しかし現実には、こうした定義を以てしても、明確に分かちがたい行為があります。

　とはいえ、自殺企図と自傷行為の背景にある精神的苦痛には、決定的な違いがあるといわれています。もちろん、自傷行為にしろ、自殺企図にしろ、「うれしさのあまり」「喜びのあまり」行われることはなく、背景には必ず何らかの精神的苦痛があり、いずれも苦痛を軽減する方法という点では共通しています。しかし、苦痛の性質が異なるのです。

　自殺予防学の大家であるエドウィン・シュナイドマン（Edwin Shneidman, 1993）によれば、自殺を考える者は名状しがたい精神的苦痛（「精神痛psychache」）を抱えており、自殺とは、そうした苦痛に対する唯一にして最後の解決策である、と指摘しています。すなわち、自殺を考える者の苦痛には、「耐えられない」「逃れられない」「果てしなく続く」という特徴があり、その背景には、「もう何をやってもダメだ」という絶望感や無力感と、「この

表2-1 自殺と自傷の違い〜メタ心理学的視点から（ウォルシュら著　松本・山口訳「自傷行為」金剛出版，2005）

特徴	自殺企図	自傷行為
苦痛	耐えられない、逃れられない、果てしなくつづく痛み	間欠的・断続的な痛み
目的	唯一の最終的な解決策	一時的な解決策
目標	意識の終焉	意識の変化
感情	絶望感　無力感	疎外感

苦痛を終わらせるには、自殺するしかない」という思い込みがあるというのです。つまり、このような状況に置かれた者にとって、自殺という解決策は、あたかも真っ暗闇の洞窟のような漆黒の絶望のなかに差し込む、ただ一条の光——「あの光の方向に暗い洞窟からの脱出口がある！」ように感じられるわけです。シュナイドマンはこうした心理状態のことを、「心理的視野狭窄」と名づけました。

このシュナイドマンの主張に接ぎ木して、自傷行為と自殺企図の違いを明確に定義したのが、ウォルシュとローゼン（Walsh & Rosen, 1988）です（表2-1）。彼らは、自傷行為をする者の苦痛は、自殺の場合とは異なり、間欠的もしくは断続的なものであると述べています。すなわち、自傷の背景には、「寄せては返す波のように」ときどき激しく痛むものの、しばらくするとその痛みは和らぎ、しかし、またしばらくした後に痛むといった精神的苦痛があります。

自傷行為はこのような苦痛を一時的に緩和することができるのです。要するに、自殺が、脱出困難な苦痛を解決するために「意識を永遠に終焉させる」方法であるのに対し、自傷は、自分の意識状態を変容させることで何とか苦痛を「一時的にしのぎ」、その瞬間を「生き延びるため」に行われるわけです。あるいは、自殺とは「苦痛しか存在しない世界からの脱出」であり、自傷とは「苦痛に満ちた世界に耐えしのぶこと」であると考えてもよいでしょう。

その意味では、自殺を考える者の脳裏には、もはや絶望しかない一方で、

自傷を考える者の脳裏には、まだ多少とも希望が残されているといえるのかもしれません。

自傷概念の変遷

メニンガーは、おそらく世界で最初に、「死ぬため」ではなく、「生きるため」の行為としての自傷行為を公式に「発見」した精神科医といえるでしょう。

彼は、1938年に刊行された著書『Man Against Himself』のなかで、自ら四肢や指を切断した精神病患者の事例を紹介しながら、自傷行為を、無意識の自殺願望を身体の一部（たとえば手指や四肢）に局所化することで、全体的な自殺を回避する方法として捉えたのです。これによって、自傷行為は、自殺とは異なる新しい意味を得たことになります。

しかし、精神医学の歴史において、再び自傷行為が取り上げられるのは、メニンガーの著書が刊行されてから約30年も後のことでした。

1967年になってようやく、グラフとマリン（Graff & Mallin, 1967）が、自殺以外の目的から手首を切る、若くて魅力的な女性患者の一群の存在を報告し、精神科医の自傷行為に対する関心を喚起しました。次いで1969年にパオ（Pao, 1969）が、精神的な緊張緩和のために強迫的に手首を切る一群の患者を「軽症自傷症候群：The syndrome of delicate self-cutting」として報告し、1972年にはローゼンタールら（Rosenthal et al, 1972）が先行知見を整理して、この手首自傷を繰り返す若い女性患者の一群にあの有名な「リストカット症候群：Wrist-cutting syndrome」という名称を与えるにいたったのです。この臨床概念は、西園と安岡（1979）によって紹介され、わが国の精神科医に広く知られるにいたりました。

ローゼンタールらの功績は、「自殺以外の意図から」自分の手首や腕を繰り返し切る患者の一群が存在することを明らかにし、これを広めた点にあります。事実、その後、様々な研究者がこれを追認するような報告が続き、たとえばシンプソン（Simpson, 1975）などは、自傷行為はしばしば「死なない」ために行われる、「反自殺行為」であるとまで主張しているほどです。

しかし、このリストカット症候群という臨床概念は、提唱されてからさほ

ど年月の経たないうちに、その「症候群」としての意義を失いました。わが国では意外に知られていないことですが、実は海外ではすでに30年前から「リストカット症候群」という臨床単位の存在は否定されていたのです。というのも、クレディニンとマーフィー（Clendenin & Murphy, 1971）、ならびにワイスマン（Weissman, 1975）の大規模な疫学研究が、いわゆるリストカット症候群の患者の大半が、手首以外の様々な身体部位を自傷しており、また、自傷行為が特に女性に多い現象ではないことを明らかにしたからです。

　これに代わって登場したのが、クライトマンら（Kreitman et al, 1969）の「パラ自殺：Parasuicide」やモーガンら（Morgan et al, 1978）の「『故意に自分の健康を害する』症候群：Deliberate self-harm syndrome」といった広範な臨床概念でした。ただし、この概念の場合、ごく浅く手首の皮膚をひっかく程度の自傷行為から縊首などといった致死性の高い手段までが、すべて同じ用語で説明されることとなり、実際の臨床場面で自傷患者の自殺リスクを評価する際に、いろいろと不都合な面がありました。

　そうした反省から、1983年にパティソンとカハン（Pattison & Kahan, 1983）はこの概念を再検討し、その概念がカバーする範囲から致死性の高い自己破壊的行動を除外して、自傷行為（自らの身体表面を切る、焼く、打つ、刺すといった行為）と物質乱用に限定し、一方、過量服薬については「必ずしも事前に非致死性の予測がつかず、意図せず自殺既遂ともなる可能性がある」として除外したのです。今日の自傷研究は彼らの成果のうえに成り立っていますが、英国ではいまだにモーガンらと同じ意味で（過量服薬も含めて）この「『故意に自分の健康を害する』症候群」という用語が用いられています。

　自傷の概念をめぐっては、専門家のあいだでもなかなか共通のコンセンサスが得られていません。たとえば、パティソンとカハンの仕事を引き継ぐかたちで発展させた、米国の精神科医であるファヴァッツァら（Favazza et al, 1989）の場合には、「『故意に自分の健康を害する』症候群」から、過量服薬こそ除外していますが、こちらには摂食障害を含めていて、自傷行為、物質乱用、摂食障害を「『故意に自分の健康を害する』症候群」の３主徴としています。

表2-2 自傷概念における自己破壊的行動の範囲の相違について

	メニンガー 1938年	クライトマンら 1969年	ローゼンタールら 1972年	モーガン 1976年	パティソンとカハン 1983年	ファヴァッツら 1989年	シメオンとファヴァツァ 2001年
	局所的自殺	パラ自殺	リストカット症候群	DSH	DSH	DSH	自傷行為
手首を切る	■	■	■	■	■	■	■
他の身体部位を切る	■	■		■	■	■	■
切る以外の方法による身体への直接的損傷	■	■		■	■	■	■
アルコール・薬物乱用・依存	(慢性的自殺)	■		■	■		
摂食障害		■		■	■	■	
過量服薬		■		■	■		
縊死・溺水・飛び降り自殺企図		■		■			

DSH, deliberate self-harm syndrome(「故意に自分の健康を害する」症候群)
表の斜線部分が、各臨床概念がカバーする自己破壊的行動の範囲である。

　要するに、自傷行為やその周辺にある自己破壊的行動の定義は様々に変遷しており、現在でも研究者によって微妙に定義が異なる点にも注意が必要です。参考までに、表2-2に自傷行為に関連する、様々な臨床概念がカバーする自己破壊的行動の様式を整理しておきます。

現代における自傷行為の定義

　ここで、私自身が考える自傷行為の定義について説明しておきましょう。私は自傷行為を次のように理解しています。「自傷行為とは、自殺以外の意図から、非致死性の予測をもって、故意に、そして直接的に、自分自身の身体に対して非致死的な損傷を加えること」というものです。キーワードは、「自殺以外の意図」「非致死性の予測」「故意に」「直接的に」「非致死的損傷」ということになりますが、私は、自傷行為に関する議論がややこしくな

らないためには、この「直接的に」という条件をきちんと押さえておく必要があると考えています。

　直接的な身体損傷とは、自分が自分の身体を傷つけているありさまを、現在進行形の事態として視覚的に確認することができ、そうした行為の結果がただちに痛みや出血、あるいは何らかの知覚的変化として体験できるものでなければなりません。したがって、たとえば大量飲酒やヘビースモーキングは、自傷行為には含まれないことになります。というのも、飲酒や喫煙は、それ1回だけで身体のどこかに傷や出血をもたらすものではなく、長年繰り返すことによって害が体内に蓄積することで健康を冒すという性質のものだからです。つまり、大量飲酒やヘビースモーキングの害は、時間的に遅れて発現するという意味で「間接的」なものであり、リストカットに見られるような即時性はないのです。

　すでに述べたように、私は、アルコール乱用やヘビースモーキング、さらには摂食障害といった間接的な自己破壊的行動も「故意に自分の健康を害する」症候群の範疇で捉えており、それはそれで重要な概念であると考えています。しかし「自傷行為」といった場合には、自らの皮膚を切る、やけどさせる、堅い物に打ちつけるなどといった直接的損傷に限定して用いるべきだと思います。そうしないと、多くの人が「自傷行為」と口にしながら、それぞれが意図や致死性の程度の異なる自己破壊的行動を思い浮かべることとなり、それぞれの緊急性に応じた適切な援助ができなくなってしまうからです。

　また過量服薬は、その行為の意図があいまいなものが少なくなく、また、自分の皮膚を切る行為に比べると非致死性に関する予測精度にも問題があります。これについては後で詳しく述べるつもりですが、私は、「過量服薬を侮るべきではない」という警鐘も込めて、自傷行為には含めるべきではないと考えています。

逸脱した(病的な)自傷行為の分類

　人類の歴史を振り返ってみると、人は様々な方法で自分の身体を傷つけてきました。一部の原住民のあいだで、通過儀礼として行われる自傷行為とし

て「割礼」があります。また反社会的なグループのなかでは、そのグループ独自のしきたりとして自傷行為を行うこともあります。そのよい例が、わが国のヤクザに見られる「指詰め」です。要するに、社会全体から見れば必ずしも適応的な行動とはいえないにしても、ある特定のサブカルチャー集団のなかでは適応的な自傷行為もあるわけです。こうした自傷行為を精神医学的治療の対象とする必要はありません。

　ファヴァッツァ（1996）は、自傷行為を古今東西における人類の様々な慣習や儀式と関連づけて読み解き、現代における自傷行為の定義と分類を作り上げた精神科医です。彼は、様々な文化のなかで見られる自傷行為を、「文化的に認められた自傷行為」と「逸脱した（病的な）自傷行為」の2つに分けています。前者は、その人が属している文化圏で認められている身体改造行為を指しており、精神医学的治療の対象とはならない自傷行為です。精神医学的に問題となるのは、あくまでも後者のタイプの自傷行為です。

　さて、ファヴァッツァはこの精神医学的治療の対象となる「逸脱した自傷行為」を、さらに以下の3つの類型に分類しています（表2-3）。

1）重症型自傷行為

　第1の類型は「重症型自傷行為」です。これは、統合失調症や薬物中毒性精神病の症状である幻覚、妄想の影響下で行われるものです。たとえば、「自分の視線が人類を不幸にしているから」「ペニスを切れと神様が命じる声が聞こえたから」「手の皮膚のなかに悪魔が入り込んだから、自分を守るために」などといった非現実的な理由から眼球をくり抜いたり、ペニスや腕を切断したりするような致死的でグロテスクな身体損傷が、このタイプの自傷行為にあたります。

2）常同型自傷行為

　第2の類型は「常同型自傷行為」です。これは精神遅滞、発達障害、脳性麻痺や遺伝性の様々な先天性疾患で観察される、常同的で単調な自傷行為です。重症心身障害児の病棟などを訪れた経験のある方はご存じかもしれませ

表2-3 自傷行為の分類（松本・山口，精神医学，2006より引用）

カテゴリー			行為	皮膚組織のダメージ	頻度	パターン	関連する精神医学的問題
重症型自傷行為			去勢 眼球摘出 四肢切断	（深刻〜生命の危険）	多くは単回	衝動的あるいは計画的 象徴的表現	統合失調症，気分障害，脳器質性障害，薬物中毒性精神病 性的倒錯
常同型自傷行為			頭を打ちつける 自分を叩く 唇や手を吸う 皮膚をむしる，引っ搔く 自身を嚙む 抜毛	中程度〜深刻 （生命の危険）	高頻度に反復，固執的	固執的 意味はない 駆り立てられる	精神遅滞 自閉症 レッシュ＝ナイハン症候群 トゥレット症候群 プラダー＝ウィリィ症候群
表層型/中等度自傷行為	強迫性自傷行為		抜毛 皮膚をほじくる 爪噛み	軽度〜中程度	日に数回	強迫的（衝動的性質を持つことも） 儀式的，常同的 時に，象徴的	抜毛症
	衝動性自傷行為	挿間性	切る やけどを負わせる 自分を叩く	軽度〜中程度	単回あるいは挿話的	衝動的（強迫性性質を持つことも） 儀式的 しばしば，象徴的	境界性/反社会性パーソナリティ障害 その他の衝動人格障害 虐待/トラウマ/解離の影響 外傷後ストレス障害 摂食障害
		反復性			習慣的		

んが、そうした病棟には、脳の器質的障害のために日に何百回、あるいは何千回といった頻度で自分の頭を壁にぶつける子どもがいます。そのような子どもに対しては、自傷行為による頭部のダメージを防ぐために、常時ヘッドギアを装着させるしか方法がないこともあります。また、レッシュ＝ナイハン病という病気の場合には、ある遺伝子の欠損によって体内の尿酸値が上昇し、痛風の症状が見られるだけでなく、脳器質障害の症状として自傷行為を呈するようになります。レッシュ＝ナイハン病患者では、自らの唇や舌を噛みちぎるなどといった重篤な自傷行為が高頻度に観察されます。

3）表層型／中等度自傷行為

最後の類型が「表層型／中等度自傷行為」であり、いわゆるリストカットなどはこのタイプに分類されます。この自傷行為の特徴は、ある種の心理的不快感を軽減するために、身体表面に非致死的な損傷を加えるという点にあります。ファヴァッツァは、この表層型／中等度自傷行為をさらに「強迫性自傷行為」と「衝動性自傷行為」に分類しています。

①強迫性自傷行為：抜毛症、爪嚙み、皮膚をむしる行為などがこれにあたります。いずれも儀式的に日に何度も反復されるのが特徴です。「手を洗うのがやめられない」といった強迫性障害と関連があるともいわれており、実際に強迫性障害を合併している症例も少なくありません。ちなみに、強迫性自傷行為の特徴は、その行為自体は様々な心理的ストレスと密接に関連していながら、当の本人は、その行為に先立って怒りなどの不快感情をほとんど自覚していない点にあります。後述する衝動性自傷行為が、必ずその行為に先立って何らかの心理的不快感を自覚しているのと好対照であるといえるでしょう。

②衝動性自傷行為：怒りやいらだち、あるいは不安・緊張といった不快な感情を抑えるために行われる自傷行為であり、リストカットはこのタイプの最も典型的な例といえるでしょう。また、詳しくは次章で述べますが、自傷

行為を繰り返す人のなかには、心理的ストレスがかかると、自分の身体感覚が希薄になって「生きているのか、死んでいるのか、分からない」という状態に陥ったり、ときには記憶が飛んでしまって、後で我に返ったときに自分が何をしていたのか思い出せない、という現象を呈する人がいます。こうした現象のことを「解離」といいます。

衝動性自傷行為を呈する人のなかには、解離症状を減少させるために自傷行為を繰り返している人もいます。いずれにしても、衝動性自傷行為と関連がある精神医学的障害としては、境界性パーソナリティ障害や外傷後ストレス障害、あるいは解離性障害が挙げられます。

衝動性自傷行為の下位分類

今日、医療機関や教育機関で問題となっているリストカットなどの自傷行為は、そのほとんどが衝動性自傷行為に分類されるものです。ですから、ここではもう少しこの衝動性自傷行為について説明を加えておきたいと思います。衝動性自傷行為には、「挿話性」と「反復性」という2つの下位分類があります。

1) 挿話性自傷行為

挿間性自傷行為とは、文字通り年に数回、あるいは数ヶ月に数回といった散発的、エピソード的に自傷行為が行われるものであり、まだ習慣性が十分に確立されていない段階のものです。

もう少し具体的に説明しましょう。最初の自傷行為におよぶきっかけはいろいろあります。友人が行っているのを真似して、あるいは音楽や小説、漫画などのメディアの影響を受けて自傷行為を始める場合もあるでしょうし、特にそうした外部からの影響なしに、つらい出来事や激しい怒りに襲われたときに、ふと気がついたら自分を傷つけていたという場合もあるでしょう。

このようにして、最初の自傷行為を体験した人すべてが2回目の自傷行為におよぶわけではありませんが、一部の人は、自傷行為が持つパワーを発見することとなります。たとえば、自傷行為をすることで家族や友人、恋人と

の絆が一時的に回復したり、口喧嘩でも腕力でもかなわない相手を黙らせることに成功したり、さらには、自分ではどうにもできなかったつらい感情が軽減したりするわけです。自傷行為がもたらす、こうしたポジティブな効果は、再び自傷行為をする十分な理由となります。

とりわけ、自傷することでつらい感情を軽減するという効果を体験した人の場合には、自傷行為をいっそう強く必要とする可能性があります。というのも、誰かに傷つけられたとき、口でも腕力でもかなわない相手に、「あなたの言葉に傷ついた。謝ってほしい」と直接訴えて自分の周囲の環境を変えるよりも、自傷することでつらくなった自分の感情を変化させるほうがはるかに楽であり、即効性もあります。いったんこうした問題解決の方法を見いだした人は、なかなかこれを手放すことができず、自分がピンチに陥るたびに——たとえば数ヶ月に1回、あるいは数週間に1回、自傷行為を繰り返します。

この段階が挿話性自傷行為なのです。この時点では、本人は「いまの自分には自傷行為をしたほうが便利。でも、別にずっと続けるつもりはないし、その気になれば、いつでもやめることができる」と思っていることでしょう。

2）反復性自傷行為

挿話性自傷行為を繰り返すうちに、少しずつその頻度は増え、傷つけ方はエスカレートしていきます。まるで常用しているうちに効果が薄れていく鎮痛剤のように、つらい感情を抑えるのに必要な自傷行為の頻度や程度が高まっていきます。いつしか「切りたいなあ……あ、でもいまはまだダメ」などと、いつも自傷行為にとらわれ、「切る／切らない」の葛藤に煩悶するようになっていきます。「今日は切るのは我慢しておこう」と密かに誓いながらも、結局切ってしまうということも出てきます。

この段階が反復性自傷行為と呼ばれる状態なのです。アルコール問題にたとえれば、「挿話性」の段階というのは、確かにときどき飲み過ぎてトラブルを起こしてしまうものの、その気になれば飲まないで過ごすことのできる「アルコール乱用」の状態であり、一方、「反復性」の段階とは、飲んではい

けないと思いつつも、欲求を抑えきれずに、罪悪感にまみれながら飲んでしまう「アルコール依存」の段階と考えることもできます。

　反復性の段階に到達した人のなかには、何とも不思議な行動を呈するようになる者がいます。たとえば、なかば自暴自棄的な居直りからか、自分のことを「リストカッター」や「自傷ラー」などと呼ぶようになり、自己同一性の根拠を自傷行為に求めるようになる人がいます。あるいは、一種の偽悪的趣味なのか、自傷して出た血液で絵を描いたり、注射器を用いて瀉血したり、自傷した直後の自分の腕を写真に撮ってインターネットのサイトに掲示したりするようになる人もいます。稀には血液を瓶に溜めておいて、切りたくなったときにその瓶を眺めると「気持ちが落ち着く」などという人もいます。私がかつて治療を担当したある患者の場合は、瓶に溜めたまま何日間も放置することで、粘り気のあるどろどろのジェル状になった血液を取り出し、手でこねて「血液団子」を作るといった、いささか不気味な趣味を持っている人もいました。

衝動性自傷行為の方法・手段・身体部位

　衝動性自傷行為の方法は多岐におよび、しばしば同一の者が複数の方法で自傷を行っています。ファヴァッツァとコンテリオ（Favazza & Conterio, 1989）は、自傷行為を繰り返す者240名が用いていた方法は、「皮膚を切る」72％、「やけどをさせる」35％、「自分を殴る」30％、「治りかけた傷口をこする」22％などといった結果であり、78％の者が複数以上の方法で自傷を行っていたと報告しています。

　また、山口ら（2004）による調査では、男・女大学生540名中の6.9％（37名）に自傷行為の経験が認められましたが、その自傷経験のある大学生が用いていた方法は、「切る」が48％で最も多く、次いで、「皮膚を刺す」13.5％、「頭を壁にぶつける」「身体を物にぶつける」「皮膚をむしる」が各8.1％、「皮膚を焼く」5.4％であったと報告されています。一方、私が最近実施した中学生の調査では、男女ともに「自分を殴る」「壁に頭を打ちつける」「嚙む」といった様式の自傷の経験者が最も多く見られています（表2-4）。

表2-4　中学生における様式別の自傷行為の生涯経験率

		男子生徒	女子生徒
自傷行為の様式	切る	5.9%	7.0%
	刺す	9.3%	16.5%
	自分を殴る	31.7%	28.1%
	壁に頭を打ちつける	14.4%	11.0%
	搔きむしる	9.3%	6.3%
	つねる	5.1%	9.4%
	嚙む	14.4%	20.3%
	火傷させる	0.8%	0.8%

　ところで、前述した大学生の調査（山口ら，2004）では、自傷する身体部位や自傷に用いる道具についても調べています。その調査結果によれば、自傷部位は多岐にわたっており、「手首」が24.3％と最も多く、次いで「腕」21.6％、「手のひら」18.9％、「手指」16.2％、「足」10.8％、「耳」「頭」「爪」が各8.1％、「手甲」5.4％という順でした。また、自傷行為には様々な身近な日常生活品が用いられており、代表的な道具としては、「カッター」（16.2％）、「ナイフ」（10.8％）、「壁（殴ったり頭をぶつけたりする）」「コンパス」「筆記用具」（各8.1％）、「剃刀」「爪」（各5.4％）などがありました。

　一方、中学生の調査（松本と今村，2009）によると、自殺を考えたことのある生徒が、「自殺以外の目的」から行う自傷行為の方法として最も多いのは、男子では「自分を殴る」「壁に頭を打ちつける」であり、女子では「壁に頭を打ちつける」「嚙む」「皮膚をかきむしる」という結果でした。ウォルシュ（Walsh, 2005）は、「自傷する際に道具を使わない者は、道具を使う者よりも原始的な水準での混乱を経験している傾向がある。こぶしで自らを殴ったり、爪で引っ掻いたり、嚙みついたりする者は、道具を使用する者に比べて、衝動的かつ爆発的な精神状態にある」と指摘しています。中学生年齢では、こうした道具を使わない自傷行為は、きわめて強い精神的苦痛のサインなのかもしれません。

　最後に、こうした自傷行為の大半は、決意してからごく短時間のうちに実行に移されています。ファヴァッツァ（1996）は、自傷行為を繰り返す者の

78％が、決意するとただちに自傷を実行していると報告しています。また、ホートンら（Hawton at al, 2006）も、決意してから1時間以内に実行している者が最も多いと指摘しています。いずれも、自傷行為がきわめて顕著な衝動性を背景にしていることを示唆する知見だと思います。

自傷行為と間接的な自己破壊的行動との関係

　間接的な自己破壊的行動のなかで、最も致死性の高い行動としては、たとえば慢性腎不全で週に数回、血液透析を受けなければ生命を維持できない状態にある人が、あるときから血液透析を受けるのをやめてしまう、というものがあります。また、がんに罹患していることを知った人が、医学的治療を拒否するという行動も、致死性の高い間接的な自己破壊的行動といえるかもしれません。中等度の致死性を持つ、間接的な自己破壊的行動には、危険な性交渉や無謀な自動車の運転、あるいはサーカスの曲芸や映画のスタントにもそういった要素があります。

　要するに、この「間接的」という表現には、その行為による身体損傷の発現に時間的な遅延があり、「その行為におよんだ者全員が何らかの害を被るわけではない」という意味が含まれています。なかには、自殺の意図、あるいは「自分を傷つけたい」という意図があいまいな行為であったり、まったく自覚されていない行為もあるでしょう。様々な「自己破壊的行動」を、身体損傷の致死性の程度、ならびに損傷の直接性／間接性という観点から整理したものを、表2-5に示しておきます。

　すでに述べたように、狭義の自傷行為の定義には該当しないものの、「故意に自分の健康を害する」症候群には含まれるものとして、物質乱用や摂食障害をはじめとする間接的な自己破壊的行動があります。これらは、致死性が低く、そもそも「自分を傷つける」という意図も自覚されていない行動ですが、実は、自傷行為と密接な関係を持っている行動でもあります

　ここでは、自傷行為と、致死性の低い間接的な自己破壊的行動との関係について述べておきたいと思います。

表2-5 直接的および間接的な自己破壊的行動のスペクトラム
（Walsh，1988を一部改変して引用）

	直接的	間接的
高い致死性	狭義の自殺行動（縊首や高所からの飛び降り）	透析のような生命維持治療の終了
中等度の致死性	反復性過量服薬 体幹部付近もしくは四肢深部に対する自傷行為	危険行動（曲芸やスタント、不特定多数との危険な性交渉、無謀な運転） 急性アルコール中毒
低い致死性	四肢表面に対する自傷行為	アルコール・薬物乱用、むちゃ食いによる肥満、過度のダイエット、糖尿病や高血圧の管理不良、ヘビースモーキング

1）物質乱用

かつてメニンガー（1938）は、アルコールや薬物の依存症のことを「慢性的自殺」と呼びました。これは、自殺してもおかしくないような、ある種の精神的危機を「生き延びる」ために、アルコール・薬物乱用によって少しずつ自分の健康を犠牲にしながら、「自殺を先延ばし」にしていく現象を意味する言葉です。メニンガーによれば、アルコール・薬物依存症の人には、本人が自覚できない無意識的な水準でこうした心の動きがあるというのです。その意味では、様々な物質の乱用には、つらい感情を抑えるための自傷行為とよく似た機能があるといえます。ただ、大きな違いは、物質乱用にふけっている人の場合には、自分自身が「自分を傷つけている」という自覚があることは稀であり、大抵は、「お酒が好きだから」「ハイになりたいから」という理由から行っているという点にあります。

狭義の自傷行為の定義からは除外されているものの、自傷行為と物質乱用との密接な関係を指摘する研究は数多くあります。ウォルシュ（2005）は、習慣的に自傷行為を繰り返す患者のうち、77％に揮発性吸入剤乱用、58％に大麻乱用、42％にLSD乱用が認められたと報告しています。また、ファヴァッツァら（1989）は、240名の習慣性自傷者に対するアンケート調査から、

その28％の者が「自分の飲酒行動には問題がある」と自覚しており、18％が「自分はアルコール依存症である」と自覚し、30％の者に「ストリートドラッグの乱用経験」が認められたと報告しています。

　私たちが行った国内における調査（Matsumoto et al, 2004a）でも、精神科外来に通院中の習慣性自傷行為を呈する女性患者は、同じ年代の女性のうつ病患者や一般健常女性に比べて、覚せい剤や有機溶剤、大麻などの違法薬物の使用経験者の割合が高いことが明らかにされています。なお、一般の中学生・高校生を対象とした調査でも、自傷行為の経験は、飲酒・喫煙などの物質使用経験の有無と有意に関連していることが明らかにされており、自傷行為と物質乱用・依存との密接な関係は、特定のパーソナリティ傾向を介さない、直接的なものだと考えられます（山口と松本, 2005：Matsumoto & Imamura, 2008）。

　自傷行為と物質乱用との関係を語るうえで、もうひとつ忘れてはならない視点があります。それは、物質乱用が自傷行為を促進し、悪化させている可能性です。ファヴァッツァら（1989）によれば、習慣性自傷者の41％がアルコールや薬物に酩酊した状態で自傷行為をした経験があると報告しています。また、リネハン（Linehan, 1993）は、自傷患者の13.4％が自傷行為におよぶ前には決まってアルコールを摂取していると指摘しています。どんな人でもアルコールに酩酊すると、感情や衝動のコントロールが難しくなり、どうしても自傷行為におよびやすい状況が準備されてしまいます。また、痛みの感覚も鈍くなるので、自傷行為におよんだ場合にはいつもよりも重篤な身体損傷となり、意図せず致死的な結果にいたってしまう可能性があります。

2）摂食障害

　ローゼンタールら（1972）がリストカット症候群を提唱した当時から、自傷患者には高率に摂食障害が合併していることが指摘されてきました。ファヴァッツァら（1989）も、女性の習慣性自傷者の約半数に過去もしくは現在における摂食障害のエピソードが認められることを明らかにしています。彼は、自傷行為は摂食障害と密接に関連する行動であり、自傷行為、摂食障害、

物質乱用は、「故意に自分の健康を害する」症候群の主要3徴候を構成していると指摘しています。ファヴァーロとサントナスターゾ（Favaro & Santonastaso, 2000）もまた、摂食障害患者の59〜76％に自傷行為、アルコール・薬物乱用、重篤な爪嚙み、抜毛といった行動が認められたと報告しています。こうした知見は、自傷行為、摂食障害、物質乱用の密接な関係を示唆するものといえるでしょう。

同じような観点から、レイシーとエヴァンズ（Lacey & Evans, 1986）は、摂食障害、それもとりわけ神経性大食症（過食症）患者のなかに、習慣性の自傷行為や物質乱用、さらには窃盗癖や性的逸脱行動を伴う治療困難な一群が存在することを指摘し、この一群の患者に対して「多衝動性過食症：multi-impulsive bulimia」という名称を与えました。

この臨床症候群の特徴は、アルコール乱用がおさまると、次に拒食や過食・嘔吐がはじまり、やがてそれは自傷行為へと移行し、さらには性的逸脱行動や窃盗癖に変わる、というように、様々な嗜癖的・衝動的な問題行動が相互変換性を示す点にあります。まるで「モグラ叩き」のように、何かが引っ込めば別の何かが出てくる、という感じです。レイシーとエヴァンズは、このような多衝動性過食症の規定には、きわめて衝動性の高いパーソナリティの問題があると推測しています。

私自身は、自傷行為と摂食障害との密接な関係もまた、物質乱用・依存と同様に、特定のパーソナリティ傾向とは関係のない、直接的なものだと考えています。自傷患者は、たとえ神経性大食症の臨床診断がなされていない場合でも、自己記入式アンケート調査（大食症質問票など）をしてみると、かなり顕著な摂食障害的傾向が見られることが少なくありません。一般の女子高生を対象とした調査でも、自傷経験と摂食障害傾向とのあいだには有意な関連が認められていますし（山口と松本, 2005）、またファヴァーロとサントナスターゾも、拒食と自傷行為のいずれをする者にも、過度な禁欲主義的傾向や自罰的傾向といった共通点があることを明らかにし、パーソナリティ傾向とは別にそれぞれの行為自体に類似した性質がある可能性を指摘しています。

次に示す症例は、摂食障害と自傷行為とのそうした共通点を如実に示して

いるように思われます。

【症例A　19歳　女性　大学生】
　Aは、幼少期より自分からコツコツと勉強をする子どもであり、学業成績も一貫して最優秀でした。しかしその一方で、中学時代より、勉強が思うように進まないときに、「自分を罰するために」コンパスの針で手甲を突くようになりました。さらに高校進学後には、1日1回だけ少量の野菜しか摂取しないという厳しい摂食制限をはじめました。その理由は「空腹でいたほうが勉強する意欲がでるから」というものでした。
　Aの食事量を心配した母親から口やかましく注意されるようになるなかで、次第にAは、家族に隠れて自己誘発嘔吐したり、あるいは摂食制限の反動からひとりで過食したりするようになりました。そして過食後にうまく吐けないときには、「自分を罰するために」コンパスの針で手甲を突き刺すようになったのです。
　Aは大学進学後も勉強に励みましたが、講義のすべてを理解しようとすると、量があまりにも膨大であるために、なかなか計画した通りに勉強が進みませんでした。Aは「自傷をすると、勉強に集中できる」と感じ、勉強に疲れると、ハサミやカッターで上腕や大腿などの衣服で隠れる場所を切っていました。
　こうした行動について、Aは「自傷のことは人に知られたくない。特に家族には絶対に嫌」と考えていたようです。次第に自傷をする頻度が増えて、母親にゴミ箱に血のついたティッシュが捨ててあるのを見つかって問いただされたこともありましたが、Aは自傷のことは黙っていました。しかし他方で、内心いくら自傷しても勉強に集中できなくなってきたことに危機感を抱くようになってもいました。
　そしてある日、Aは「最近、勉強する意欲が出ない」と訴えて、精神科を受診したのです。

なお、私たちの調査（松本ら, 2008）では、自傷患者のうち、自己記入式のアンケートで摂食障害的傾向（肥満恐怖、拒食、過食、自己誘発嘔吐や緩下剤乱用）が認められた者は、3年以内に深刻な自殺企図におよぶリスクが高いことが明らかにされています。

3）危険行動(risk-taking behavior)

自傷行為は、自分の健康や生命を脅かすような、他の様々な危険行動とも関係があります。ウォルシュ（2005）は、自傷行為を繰り返す若年患者の94％に自動車やバイクで暴走した経験があり、85％に深夜に1人で繁華街や治安の悪い地域を歩いた経験があり、41％に見知らぬ人と避妊せずにセックスした経験が認められたと報告しています。いずれの行動も、それによってただちに生命的危機に瀕するというわけではありませんが、大きなけがをしたり、暴力被害に遭遇したり、感染によって生命を脅かされたりする危険があります。

なお、ウォルシュが行った調査の対象者は、平均15.8歳という低年齢にもかかわらず、平均して8〜9人の性的パートナーとの性交渉経験がありました。早すぎる性体験や多数の性的パートナーとの性交渉自体が自傷的な行動なのかもしれませんし、私自身が提唱している「故意に自分の健康を害する」症候群に、性的な危険行動を含めている理由も理解していただけるのではないかと思います。

過量服薬は自傷行為なのか

自傷患者の治療にあたって注意しなければならないのは、処方した向精神薬を過量服薬する者が非常に多いということです。もちろん、私は決して自傷行為を繰り返す患者に薬物療法をするなといっているわけではありません。むしろ多くの症例が、併発するうつ状態や衝動行為に対する何らかの薬物療法を必要としています。それだけに、自傷行為の臨床において、過量服薬は無視できない課題といえます。

ファヴァッツァとコンテリオは、自傷患者の59％に過量服薬の経験があり、

そのうちの半数には4回以上の過量服薬の経験があると報告しています。私たちの調査（松本ら，2005a）でも、精神科医療機関通院中の自傷患者の76.5％に過量服薬の経験があり、45.7％に過量服薬の結果、医療機関で治療を受けた経験があることが分かっています。さらに、自傷患者のうち、1年以内に過量服薬をした者の割合は30.2％にもおよんでおり、過量服薬の結果、救急医療機関で治療を受けなければならない状態に至った者は18.9％でした。
　本来ならば、本人が「少しでも楽になれば」と考えて精神科医が処方した治療薬が、結果的に自分を傷つけ、あるいは生命を脅かすための凶器となってしまうのは、非常に残念なことです。これでは何のための精神科医なのか、まったく意味がなくなってしまいます。私自身、他科の医師から「精神科医や精神科クリニックが増えたけれど、自殺者数が減らない代わりに、救急医療機関に搬送される過量服薬患者だけが増えているだけじゃないか」などと皮肉を言われたことがありますが、過量服薬対策を十分に考えないと、皮肉だけではすまされなくなりそうです。
　ともあれ、自傷行為と過量服薬との関係はきわめて密接です。このことから、過量服薬という行為そのものが自傷行為の一種なのではないかと思われがちですが、私自身は、過量服薬は自傷行為とは峻別して捉えるべきだと考えています。
　これには2つの理由があります。第1の理由として、すでに自傷と自殺の相違点に関する議論でも触れたように、リストカットのような自傷行為と比べると、過量服薬の場合には非致死性の予測をすることが難しいという点が挙げられます。
　たとえば、ある薬の錠剤を30錠服用しても、長い時間眠るだけで致死的な状況にならなかった人が、次に同じ薬剤を30錠服用しても、やはり致死的な結果にならないかといえば、必ずしもそうとはかぎりません。服用した薬剤の効果は、そのときの体調、あるいはアルコールとともに服用したかどうかといった要因、さらには薬剤を分解・代謝する臓器である肝臓の状態、さらには服用時点における体重や血液量、体脂肪の量などによって大きく影響を受けます。医学の専門家ではない人が、こうした要因をすべて考慮したうえ

表2-6 自己切傷者と過量服薬者によって選択された自傷の動機の比較
（Hawtonら，2006より引用）

行為の説明のために選択された動機	自己切傷 % (n/N)	過量服薬者 % (n/N)	χ^2	P
つらい感情から解放されたかった	73.3 (140/191)	72.6 (53/73)	0.01	0.91
自分自身を罰したかった	45.0 (85/189)	38.5 (25/65)	0.8	0.36
死にたかった	40.2 (74/184)	66.7 (50/75)	14.9	<0.0001
自分がどれくらい絶望しているか示したかった	37.6 (71/189)	43.9 (29/66)	0.8	0.40
自分が本当に愛されているのかどうかを知りたかった	27.8 (52/188)	41.2 (28/66)	4.1	0.04
周囲の注意を引きたかった	21.7 (39/180)	28.8 (19/66)	1.4	0.24
驚かせたかった	18.6 (35/188)	24.6 (16/65)	1.1	0.30
仕返しをしたかった	12.5 (23/184)	17.2 (11/64)	0.9	0.35

で、過量服薬による非致死性を予測するのは、きわめて難しいことです。

　第2の理由として、人が過量服薬におよぶ場合、その行為の背景にある意図が曖昧であるということが挙げられます。過量服薬して救急医療機関に搬送されてきた人は、しばしば次のように言います。「別に死にたかったわけじゃない。とにかくぐっすり眠りたかっただけ」——この言葉を聴いただけでは、過量服薬の意図は自殺以外のことにあるように感じられます。

　しかし、そう言った直後に、「とにかくずっと眠っていたかった。このまま永遠に目が覚めなければいいと思った。目が覚めてすごくがっかりした」と言ったりします。永遠に目が覚めないということ、それは「死」を意味します。そう考えると、自殺の意図があったようにも受けとれます。

　ホートンら（2006）は、過量服薬が、リストカットのような自傷行為と比べれば自殺企図に近い行動である可能性を指摘しています。表2-6から分かるように、自分の皮膚を切るという方法で自分を傷つける人のなかにも、

「死にたい」という自殺の意図からそうした行為におよんだ人がいることに注意する必要がありますが、それでも、過量服薬をした人たちのほうが、自殺の意図にもとづいてその行為におよんだ人がはるかに多いのです。過量服薬は、狭義の自傷行為よりもはるかに切迫した危機を示唆する自己破壊的行動といえるでしょう。

ともあれ、過量服薬のリスクが高いわが国の自傷患者には、次のような臨床的特徴があります（松本ら,2005a；2005b；2006a；2008）。すなわち①比較的長期間の自傷歴、および②過去に市販薬の過量服薬経験があり、さらに③自己記入式の質問紙調査（大食症質問票）における著明な摂食障害傾向（特に過食と自己誘発嘔吐）です。この点については、第8章の自傷行為のアセスメントにおいても述べますが、自傷行為を繰り返す者の援助をするにあたっては、つねに念頭に置いておくべきことだと思います。

自傷行為＝境界性パーソナリティ障害なのか

すでに述べたように、1969年にクライトマンらは「パラ自殺」という、きわめて広範な自己破壊的行動を包含した臨床概念を提唱しました。この概念の中核的な主張は、「自分の身体を傷つけるという点で自殺と非常によく似た行動であるが、本当は死ぬ気はなく、実際に自殺既遂にいたることも少ない。周囲の関心を集め、周囲を振り回すために自傷行為を繰り返している」といった内容であり、「真の自殺行動とは異なる」自殺行動の亜型の存在を示唆するものでした。少々うがった見方をすれば、この概念には、自傷行為を繰り返す者に対する侮蔑的なニュアンスが含まれていたといえるでしょう。こうした構えは、境界性パーソナリティ障害の自傷行為に対する考え方に無視できない影響を及ぼしたように思います。

境界性パーソナリティ障害とは、対人関係や感情面における不安定性と衝動性が顕著な性格の偏りに対してつけられる精神医学的診断ですが、この診断名に対して不必要なまでに忌避的な感情を抱いている精神科医療関係者はいまだに少なくない、という印象があります。

確かに、この障害を抱える患者には、家族や友人、恋人といった身近な者

はもとより、援助をする専門家までもが振り回されて疲弊することが珍しくありません。たとえば、あるときには主治医を理想化して賞賛し、ときには恋愛感情まで抱いたかと思うと、別の場面では診察中のささいな一言に激昂し、唐突に敵意を剝き出しにすることがあります。あるいは、主治医が夏休みをとろうとすると、「見捨てられた」と感じて唐突に自殺をほのめかすといった行動が見られることもあります。他にも、時間外の電話相談や救急受診、入院中の他の患者や病棟スタッフとのトラブルなど、事件に事欠かない感じがあります。

　このような理由から、精神科医療関係者のあいだでは、境界性パーソナリティ障害という診断名自体が、「厄介な患者」の代名詞のようになっているような実態があります。研修医時代、指導医から「境界性パーソナリティ障害の患者の治療を始めるときには、きちんと限界設定（治療開始にあたっての約束事）をしろ。たとえば、『トラブルを起こしたら治療中断、自傷や暴力は厳禁、時間外の電話は受けない、時間外の受診はダメ……』という具合だ」と助言をされたものでした。まるで厳格な私立高校の校則のようです。当然ながら、こういった厳しい約束事に辟易して治療を諦めた患者もいましたが、それこそが医療者側の狙いではなかったかと勘ぐりたくもなります。

　それでは、境界性パーソナリティ障害の診断はどのような観点からなされるのでしょうか？　米国精神医学会の「精神疾患の分類と診断の手引（DSM-Ⅳ-TR）」（髙橋三郎・大野裕・染矢俊幸訳, 医学書院, 2002）では、次ページの表にある9つの項目のうち、5つ以上に該当する場合に、境界性パーソナリティ障害と診断できるとされています。

　この診断基準を読めば分かるように、境界性パーソナリティ障害に特徴的な行動の1つとして、(5)に自傷行為が明記されています。米国精神医学会の診断基準である、この「DSM-Ⅳ-TR」にリストされた非常に数多い診断名のなかで、診断基準のなかに「自傷行為」が明記されている精神障害は、実はこの境界性パーソナリティ障害だけなのです。そのせいもあって、「自傷行為＝境界性パーソナリティ障害」と決めつけている精神科医療者は少なくないように思います。

> (1) 現実に、または想像の中で見捨てられることを避けようとするなりふりかまわない努力
> (2) 理想化とこき下ろしとの両極端を揺れ動くことによって特徴づけられる、不安定で激しい対人関係様式
> (3) 同一性障害：著明で持続的な不安定な自己像または自己感
> (4) 自己を傷つける可能性のある衝動性で、少なくとも2つの領域にわたるもの（例：浪費、性行為、物質乱用、無謀な運転、むちゃ食い）
> (5) 自殺の行動、そぶり、脅し、または自傷行為の繰り返し
> (6) 顕著な気分反応性による感情不安定性（例：通常は2～3時間持続し、2～3日間以上持続することはまれな、エピソード的に起こる強い不快気分、いらだたしさ、または不安）
> (7) 慢性的な空虚感
> (8) 不適切で激しい怒り、または怒りの制御の困難（例：しばしばかんしゃくを起こす、いつも起こっている、取っ組み合いの喧嘩を繰り返す）
> (9) 一過性のストレス関連性の妄想様観念または重篤な解離症状
> 　　（髙橋三郎ほか訳／米国精神医学会『DSM-Ⅳ-TR 精神疾患の分類と診断の手引き』医学書院, 2003, 新訂版より引用）

　また、すでに述べたように、自傷行為を繰り返す人には摂食障害や物質乱用を併発する人が少なくないわけですが、そのような臨床的特徴に関しても、境界性パーソナリティ障害の専門家であるガンダーソンとザナリーニ(Gunderson & Zanarini, 1987)のような研究者は、「自傷行為、摂食障害、物質乱用のいずれも、結局は、境界性パーソナリティ障害の症状でしかない」と述べています。
　しかし、本当にそんなふうに割り切ってよいのでしょうか？　確かに、境界性パーソナリティ障害の患者のなかには、自傷行為を繰り返す者は少なく

ありません。ただ、私自身の印象をいえば、境界性パーソナリティ障害の患者すべてが自傷行為をするわけではありませんし、自傷行為をしている者がすべて境界性パーソナリティ障害というわけではないように思われます。事実、ファヴァッツァら（1989）は、自傷行為を繰り返す者のなかで、境界性パーソナリティ障害の診断に該当した者は、全体の半分に満たなかったと報告しています。また、本来「パーソナリティ障害」というからには容易には変化しない、少なくとも思春期以降からはほぼ生涯にわたって続く性格傾向であるはずなのに、自傷行為の治療経過を通じて、ずっと境界性パーソナリティ障害としての特徴を示し続ける症例はそれほど多くはないとも指摘しています。

　いや、実のところ問題の本質は、「自傷行為＝境界性パーソナリティ障害」であるか否かではないのだと思います。たとえ「自傷行為＝境界性パーソナリティ障害」であったとしても、援助者や専門家が治療や援助が必要な行動として自傷行為ときちんと向き合えていればよいのですが、現実には、必ずしもそうではない可能性があります。というのも、境界性パーソナリティ障害などのパーソナリティ障害は、狭義の「病気」ではなく、「性格」の問題と見なされやすく、それに付随する自傷行為についても、あくまでも禁止や叱責、すなわち限界設定の対象と捉えられ、なかなか治療対象とは見なされないからです。それどころか、自傷行為は、いただけない「行動化」であって、それだけで治療を中止する理由とする医療者もいるようです。事実、治療経過中にそうした自傷行為が見られたという理由だけで、精神科病棟から退院させられたり、通院を断られたという話はしばしば耳にします。

　自傷行為を繰り返す人のなかには、自分の意志や根性だけでは自傷行為をコントロールできない人もいます。少なくとも「反復性自傷行為」の水準に到達した人は、程度の差こそあれ、自傷行為のコントロールに失敗した経験を持っています。そうした人に、単に「我慢しなさい」と制限するだけでは、「援助」とはいえないでしょう。たとえば、外傷後ストレス障害（Posttraumatic Stress Disorder：PTSD）やアルコール・薬物依存症に罹患していれば、境界性パーソナリティ障害の有無にかかわらず、治療や援助は提供される必要が

あります。つまり、「男性が怖くて外出できない」といって自宅に引きこもっている、性的トラウマを抱えた患者に、「それはあなたの根性が足りないからだ。気合いで外出しなさい」と説教したり、「喉が渇いているときに目の前でビールを飲まれると、強い飲酒欲求が出てしまう」と訴えるアルコール依存症の患者に、「そんなことで飲みたくなるなんて、意志が弱すぎる」と叱責したりする精神科医がいるでしょうか？　良識のある精神科医ならば、こうした問題は、気合いや根性、強い意志で解決せず、適切な治療が必要であることを理解しているはずです。私は、自傷行為についてもそのような捉え方が必要だと考えています。

　海外の自傷研究の専門家も、まさにその点を強調しています。パティソンとカハン、それからファヴァッツァといった研究者は、自分の意志では自傷行為をコンロトールできなくなっている者は、境界性パーソナリティ障害とは独立した「故意に自分の健康を害する」症候群として、自傷行為そのものを治療の対象にするべきだと主張しています。そして、そのためには、米国精神医学会の診断基準であるDSMのなかに、「故意に自分の健康を害する」症候群を反映する診断カテゴリーを新設する必要があるとも述べています。

男性の自傷行為

　すでに触れてきたように、海外の疫学調査（Clendenin & Murphy, 1971；Murphy, 1975）は、自傷行為は、従来いわれてきたほど女性に特異的な現象ではなく、とりたてて性差はないことを明らかにしています。私たちの研究グループによる調査でも、中・高校生における自己切傷の生涯経験率は、男子7.7～8.0％、女子9.3～12.1％（山口と松本, 2005；Izutsu et al, 2006；Matsumoto & Imamura, 2008）と、大きな性差は認められていません。むしろ、「こぶしで硬い壁を殴る」もしくは「壁に頭をぶつける」という自傷行為の生涯経験率は、男子中学生27.7％、女子中学生12.2％と、男性のほうが多いほどです（Izutsu et al, 2006）。したがって、一般人口における自傷行為の経験率には、顕著な性差はないと理解してよいでしょう。

　しかし、なぜ医療機関や相談機関で事例化する自傷する若者たちの多くは

女性なのでしょうか？ ホートンらは、女性のほうが誰かしらに告白する、あるいは相談するといった援助希求行動をとりやすく、一方、男性の自傷者は援助を求めない傾向があると指摘しています。

それでは、男性の自傷者はどこに存在しているのかというと、それは矯正施設などの司法関連機関に集まっているといわれています。現在までのところ、男性の自傷行為に関する研究は限られた数しかありませんが、いずれの研究も矯正施設や触法精神障害者の専門治療施設などの司法関連施設を調査フィールドとしています（Hillbrand et al, 1994；Fulwiler et al, 1997；Matsumoto et al, 2005b）。

それらの先行研究（Hillbrand et al, 1994：Fulwiler et al, 1997）によれば、女性と同様、男性においても自傷行為の経験は、違法薬物の乱用や潜在的な食行動異常、自殺企図歴の存在と密接に関連しているといいます。ただし、自殺企図歴との関連は女性よりも深刻であること、および食行動異常の程度は女性よりも軽度であるという特徴があります（Matsumoto et al, 2005b）。

また、自傷行為を繰り返す者において男女間で決定的に異なるのは、自傷行為を繰り返す者には反社会的な行動におよぶ傾向があるという点でしょう。ヒルブランドら（Hillbrand et al, 1994）やフルワイヤーら（Fulwiler et al, 1997）は、男性の自傷行為と他害的暴力との関係を指摘しています。男性の自傷行為に関する研究が、矯正施設をフィールドとしたものが多い背景には、彼らが暴力加害者となりやすいことと関係しているのかもしれません。

なお、私たちの研究では、自傷行為を繰り返す若年男性には様々な粗暴なふるまいを呈する者が多いだけでなく、後方視的に幼少期における注意欠陥・多動性障害や反抗挑戦性障害の診断が可能な者が多いことを明らかにしています（松本ら, 2006b）。

このような、幼少期における注意欠陥・多動性障害エピソードと男性の自傷行為との関連については、フルワイヤーらも指摘しています。自傷行為と発達の問題との関係については、今後さらに詳しく究明される必要があると思います。

本章のまとめ

　本章では、自傷行為の定義を、自殺企図との違い、あるいは摂食障害やアルコール・薬物乱用、過量服薬との違いという観点から明らかにしました。また、自傷概念の歴史的変遷について論じ、自傷行為に見られる数々の様式や臨床類型、さらには精神医学における自傷行為の位置づけや男性の自傷行為についても取り上げました。

　次章では、通常、精神医学的な援助の対象とはならない、「文化的に容認されている自傷行為」（タトゥーやボディピアッシングなどのボディモディフィケーション）を取り上げ、これをどのように理解すべきかについて論じたいと思います。

第3章

ボディモディフィケーションと自傷行為

ボディモディフィケーションは自傷行為なのか

　前章において、様々な角度から自傷行為の定義を明らかにしましたが、まだもう1点だけ整理しておくべき問題が残されています。それは、いわゆるボディモディフィケーション（body modification：身体改造）を自傷行為と捉えるかどうか、という問題です。

　ここ数年のうちに、私たちは、街を行く若者たちがしているボディピアッシングやタトゥーといったボディモディフィケーションにあまり驚かなくなりました。確かに「身体に傷をつける」という現象面だけ見れば、ピアスやタトゥーは自傷行為と共通する特徴も備えているといえます。しかし、いまや舌先を裂く「スプリットタン」というボディモディフィケーションを題材とした小説『蛇にピアス』（金原ひとみ, 集英社, 2006）が芥川賞を受賞して話題となったり、ごくふつうの女性のなかにもタトゥーを入れたいと望む人がいる時代です。多くの若者にとって、ボディモディフィケーションはファッションや自己表現のあり方のひとつであり、ファヴァッツァのいう「文化的に認められた自傷行為」に該当するのでしょう。

　ボディモディフィケーションに眉をひそめる保守的な大人でさえも、このような時代の影響と無縁とはいえません。いまでは若い女性の大半（男性のピアスもめずらしくありません）が耳にピアスの穴を開けていることが、何よりの証拠です。私の記憶によれば、たとえば25年くらい前のわが国であれば、イヤリングといえばクリップ式やネジ式が主流であり、ピアス式のもの

をつけている人はごく少数派でした。当時、耳に穴を開けるなどといった行為は、それだけで、「親からもらった身体に穴を開けるなんて」「不良のはじまり」などと非難される行動であったという記憶があります。実際、当時、ピアスの穴を開けている若者は、大人や社会に対して敵意や反抗心を抱いていたのではないでしょうか。その意味では、かつては耳にピアスの穴を開けることだけでも、「自傷的な」意味を持った時代があったといえます。おそらく、その当時に眉、鼻、唇にピアスをつけようものなら、周囲はさぞかし恐れおののいたことでしょう。

　要するに、ボディモディフィケーションが「自傷的」であるかどうかは、その時代や地域の文化によって変化する問題なのだといえます。ウォルシュ（2005）によれば、1980年代の米国では、一般人の80～90％がタトゥーやボディピアッシングを「自傷行為」と考えていたそうですが、2000年以降にはわずか5～10％へと激減したということです。

　ウォルシュとローゼン（1988）は、ボディモディフィケーションを正常から明らかな精神病までの連続的なスペクトラムと捉え、4つの類型を提唱しています（表3-1）。彼らは、この4つの類型のなかで、Ⅲ型（リストカットを典型とする、気分を変えるための習慣的で非致死的な自傷）とⅣ型（幻覚・妄想にもとづく重篤で致死的な自傷）だけを、精神医学的な治療を要する「自傷行為」と捉えています。この分類にしたがえば、近年、一部のサブカルチャー集団において流行しているボディピアッシングやタトゥー、さらにはブランディング（焼印によるやけどの瘢痕で皮膚に模様を描く）やスカリフィケーション（ケロイド化・肥厚化した切創の瘢痕で皮膚に模様を描く）は、自傷行為の定義には当てはまらないことになります。

　とはいえ、それでも私は自傷行為とボディモディフィケーションの境界はあいまいであり、また、しばしば密接に関係していると考えます。

　もう10年以上も昔のことですが、私が主治医を務めていた男性の自傷患者が過量服薬をしてしまい、勤務している病院の救急外来に搬送されてきたことがありました。そこで、私は、意識のないその患者に胃洗浄や点滴を行うとともに、尿量の測定がしやすいように尿道に管を差し込む処置を行おう

表3-1　ボディ・モディフィケーションのスペクトラムと類型(Walsh & Rosen, 1988)

類型	行動例	身体損傷の程度	心理状態	社会的認容度
Ⅰ型	耳にピアスをする、爪を噛む、専門家によって行われた小さなタトゥー、美容形成手術	ごく表層〜軽度	良性	ほとんどすべての社会的集団において容認される。
Ⅱ型	パンク・ロックに影響された身体ピアス、19世紀プロイセンの学生のあいだでみられたサーベルによる自傷、ポリネシアやアフリカの部族で行われている儀式的な自傷、船乗りやバイカーたちのあいだでみられる大きなタトゥー	軽度〜中等度	良性〜興奮傾向	ある特殊なサブカルチャーの内部においてのみ、容認される。
Ⅲ型	手首や身体を切る。火のついた煙草を自分に押しつける、自分で施したタトゥー、傷口を擦ったり、開いたりする	軽度〜中等度	精神的危機	一般的にはすべての社会的集団において容認されない。同じ行動をとる少数の仲間内では容認されるかもしれない。
Ⅳ型	自己去勢、眼球摘出、四肢などの切断	重症	精神病的、代償不全	すべての仲間、すべての社会的集団において、全く容認されない。

としました。するとそのとき、私は、その男性患者の性器の尖端に直径3センチほどのピアスがつけられていたのを発見し、ひどく狼狽したのを覚えています。

　これはかなり極端な例だとしても、自傷行為の臨床現場では、耳——それも痛みに敏感な耳介軟骨部に、十数個にもおよぶピアスをつけ、あるいは四肢にタトゥーを施している自傷患者と遭遇するのはさほど珍しいことではありません。しばらく自傷行為をしなくなったなと思っていたら、いつの間にか耳介のピアスの数が増えていたり、タトゥーを施している自傷患者もいます。こうした場合、ボディモディフィケーションが自傷行為と同じ意味を持っている可能性があります。そのような患者では、タトゥー、あるいはスカリフィケーションやブランディングなどによって出来上がった模様が持つファッション性よりも、身体を彫ったり切ったり焼いたりする行為のほうが重要なのかもしれません。

文化のなかのボディモディフィケーション

　近年のボディモディフィケーション隆盛は、1970年代に、未開部族の風習であるボディピアッシングに関心を抱いたジム・ワードという人物が、アメリカ西海岸でボディピアッシング専用のジュエリーの生産・販売をはじめたところに端を発しています。しかし、ボディピアッシングにとどまらない、様々なボディモディフィケーションの普及に最も大きな貢献をした人物は、何といってもファキール・ムサファーでしょう。ムサファーは、未開民族が行っていた身体を加工する様々な風習を追体験することで、現代人が失ってしまったものが何であるのかを振り返り、そういったものを回復すべきであるという思想を掲げて、「モダン・プリミティブ運動」を興し、様々な身体パフォーマンスをセルフポートレートとして発表してきました。

　ムサファーが指摘するように、確かに人類の歴史をひもとけば、実に数多くの自傷的な儀式があることに気づかされます。人類は共同体の秩序を維持し、部族を天災や疫病から守るために自らの身体に様々な傷を刻み込み、加工を施してきました。この辺りの詳細は、ファヴァッツァがその著書『包囲された身体：Bodies Under Siege（邦訳：松本俊彦監訳「自傷の文化精神医学」金剛出版, 2009)』のなかで、世界中の様々な先住民族で見られるボディモディフィケーションを文化精神医学的観点から検討しています。ファヴァッツァが検討している知見の一部を、表3-2に示します。

　ファヴァッツァが、この文化精神医学的論考のなかで注目しているのは、死者の再生や病の治癒を祈る呪術として、自らの身体を傷つけ変形させる民族がめずらしくないという事実でした。そうした検討を通じて、彼は次のように指摘するのです。「ある種の文化的集団において、儀式的な自傷行為が治療的目的からなされているとするのなら、同様のことは、精神障害を抱える人においてもあてはまるのではないだろうか？　メニンガーが主張した、『ある種の自傷は自殺を回避するのに有効である』という考えはいうにおよばず、西欧文化においても、瀉血が神聖な治療行為とされた時代があったことを思い出す必要があろう」。

表3-2　先住民族におけるボディモディフィケーションの例

種類	種族	部位・方法	意味
皮膚の切開	アメリカ・平原インディアン	肩や胸の皮膚切開	宗教的儀式(『太陽の踊り』)
	中東諸国	男性器に対する割礼	宗教的儀式・通過儀礼
	アフリカの一部の民族	女性器に対する割礼	女性の性欲・性感の低減？
身体の切断	ニューギニア・ドゥグン・ダニ族	少女の指の切断	葬儀の生贄
	アフリカ・ホッテントット族		婚約もしくは結婚の証
	オーストラリア先住民族		婚約の証
	北米インディアン・クロー族	自らの指を切断し、髪を切り落とし、身体を切り裂く	若い死者の喪に服するため
	アメリカ・マンダン族	左手の人差し指と薬指を切断	宗教的儀式
	アメリカ・平原インディアン	指を切断	
タトゥー(入れ墨)	ポリネシア・マオリ族	顔全体の入れ墨	個人・社会的地位の標識、敵の威嚇
	パプアニューギニア・モトゥ族	少女の成長に伴って入れ墨の領域を腹部、胸部、背部、臀部、脚、顔へと広げていく	女性の生殖能力の発達段階を示す
	パプアニューギニア・ロロ族	少女の乳房・臍への入れ墨	婚約もしくは結婚していることを示す
	ボルネオ・カジャン族	手全体の入れ墨	男性の通過儀礼
スカリフィケーション(瘢痕成形)	アフリカ・バテケ族	胸部・上腕・腹部などの瘢痕成形	美的な理由、社会的地位・土地の権利・個人の標識、呪術的医療行為
	カメルーン・バンガ族		
	ナイジェリア・ティブ族		
	南米・グヤキ族	背中全体の瘢痕成形	男性の通過儀礼
	パプアニューギニア・カゴロ族	身体の大部分にわたるワニ様皮膚の瘢痕成形	男性性と強さの誇示
ピアス	ボルネオ先住民族	男性器の亀頭部分を左右に貫通するピアス	性交時の能力を高める
	アフリカの一部の先住民族	動物の骨や角などを鼻中隔に貫通させるピアス	男性性と強さの誇示
	アラスカ・エスキモー	口唇周囲や頬に、竹や木、動物の骨をはめ込むピアス	美的な理由？
身体成形	タイ・カレン族	首輪をつけて首を長く伸張させる	村からの逃亡防止と美的な理由？

Favazza, A.R. "Bodies Under Siege" (1996) の記述をもとに、筆者が作成した.

つまり、人類の歴史における様々なボディモディフィケーションには、癒しへの祈りが込められている場合が少なくないのです。

現代の若者におけるボディモディフィケーション

ボディモディフィケーションの多くに癒しの祈りが込められているということは、裏を返せば、ボディモディフィケーションを施す者は何らかのトラブルを抱え、それを癒す必要があるという意味にもとれます。

事実、ファヴァッツァは、多数のピアスとタトゥーを自分の身体に施している人は、そうでない人に比べれば、多くの精神医学的問題を抱えている可能性がはるかに高いと指摘しています。この指摘は、ボディモディフィケーションを単に若者の流行として軽く受け流す見解を牽制するものといえるでしょう。同様の立場から、香山（2002）は、「ピアッシングやタトゥーは自己改造の表れだと考える人がいる。しかし、私はそうは思わない。リストカッターたちが死ぬためではなく、その瞬間に自分が生きていることを実感するために腕や手首を傷つけるように、身体のあちこちに穴を穿ち、墨を流し込む若者たちは、そうすることでその部位を中心とした自己感覚やリアルな身体感覚を手に入れようとしているのではないか」と述べています。多くの研究が、自傷行為がもたらす痛みが解離状態からの回復に有効であることを指摘していますが、香山もボディモディフィケーションも同じように現実感を取り戻すための行為ではないかと疑っているわけです。

解離との関係は明らかではありませんが、ボディモディフィケーションの心理学的背景に言及した研究は少数ながら存在しています。キャロルら（Carroll et al, 2002）は、女子高校生を対象とした調査から、ボディピアッシングやタトゥーの程度が、怒り特性尺度の得点と強い正の相関を示したことを報告しています。また、ドリューら（Drew et al, 2000）は、大学生を対象とした調査によって、タトゥーの有無による心理的特性の相違を検討しています。その結果によれば、タトゥーのある学生は、自分自身のことを冒険心に富み、創造的で芸術的な才能があり、危険な状況に自らをさらす傾向があると捉えていました。

ドリューらは、さらに男女別の分析も試みています。それによると、タトゥーのある男子学生は性的パートナーの数が多く、逮捕歴のある者やボディピアッシングをしている者も多く認められ、他方、タトゥーのある女子学生では、アルコールの他にも違法薬物経験者が多く、万引き経験のある者や耳以外の身体部位にピアスをしている者も多かったという結果が得られました。これらの知見は、一般の青年におけるボディモディフィケーションが危険を顧みない冒険心や反社会的な行動規範と関連している一方で、だからといって、必ずしも特定の精神障害と密接に関連しているわけではないことを示しています。

　このような報告があるにもかかわらず、私自身は、若年者にかぎっていえば、ごくふつうの耳のピアスでさえも自傷行為と密接に関係している可能性があると考えています。すでに述べたように、私たちの研究（山口と松本, 2005）によれば、女子高校生の14.3％に自分の皮膚を刃物で切るという自傷の経験が見られましたが、そうした自傷経験者では、高率な飲酒経験とともに、耳にピアスの穴を開けた経験を持つ者も有意に多く認められたのです。

　この結果だけ見ると、耳にピアスの穴を開けることが自傷行為のリスク要因であるかのような印象を与えますが、もちろん、そうではないと思います。というのも、調査対象となった女子高生の自傷経験者では、最初に自傷行為を行った年齢の平均が12.6歳でしたが、一方、最初にピアスをした年齢の平均はというと、15.1歳であったからです。つまり、ピアスの穴を開けることよりも先に自傷行為を経験していたわけです。このことは、ピアスが自傷行為発生の危険因子なのではなく、自傷者に特徴的な行動と考えるべきであって、自傷経験者はピアスのような身体への侵襲的な行為に対する抵抗感が少ない可能性があることを示していると考えられます。その意味では、自傷行為を繰り返す者の多くが耳介に多数つけているピアスもまた、自傷者にしばしば見られる多方向性の「自分を大切にしない行為」の1つといえるのかもしれません。

反社会的集団におけるボディモディフィケーション

1) 反社会的な成人におけるボディモディフィケーション

　古くから、ボディモディフィケーションには反社会的なサブカルチャーとの親和性があることが知られてきました。歴史的にも多くの政府機関が、刑務所に服役した犯罪者たちへの烙印としてタトゥーを用いてきました。同時にまた、国内外を問わず刑務所に収容されている者たちは、権威への反抗、強さや攻撃性の誇示、さらには集団に結束感を高めるために、自ら好んでタトゥーを入れる傾向もあります。ファヴァッツァによれば、かつて犯罪精神医学者ロンブローゾのような研究者は、こうした犯罪者のタトゥーへの嗜好を、先祖返り的な原始的行動特性と捉えていたようです。

　わが国の例を挙げれば、いわゆる「ヤクザ」と通称される集団においては、伝統的にタトゥー（刺青）の他に、「指詰め」や「玉入れ（女性に与える性感を高めるために、ペニスの皮下に小球を挿入する）」といったボディモディフィケーションが行われてきました。とりわけ後者の場合、ボディモディフィケーション自体が女性を搾取する寄生的生活を意図してなされるものであり、この点を捉えて反社会的なライフスタイルとボディモディフィケーションとの密接な関係を指摘することができるかもしれません。

　ちなみに、国内外を問わず、女性のタトゥーは歴史的には娼婦——わが国では芸妓などで広く見られてきました。ファヴァッツァによれば、それは「本命の男性」に対する思いを刻んだものであったり、客である男性による身体的支配に対する抵抗であったり、性感染症予防のまじないであったり、純粋に裸体を装飾する美的な理由にもとづくものであったようです。

2) 非行少年におけるボディモディフィケーション

　非行少年においてもボディモディフィケーションは広く見られる行動です。私が少年鑑別所や少年院で出会う少年たちのなかには、前腕などに恋人や親友のイニシャルを彫っている者が少なくありません。非行少年の多くは苛酷な環境のなかで生育していますが、彼らは、そのような養育者との希薄な関

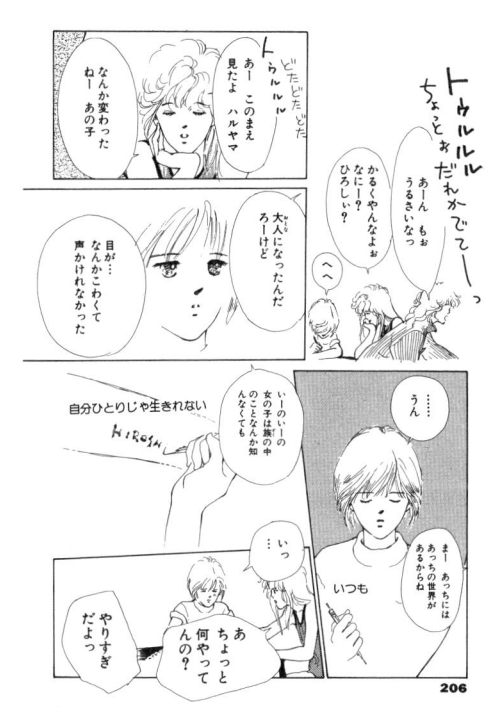

図3-1 イニシャル彫り（紡木たく「ホットロード」206ページ，集英社より）

係を補うかのように、恋人や親友との関係に強烈にのめり込み、その絆にことさらに執着します。それだけに、彼らは恋人や親友のささいな背信行為に過敏であり、裏切った恋人や親友に対する怒りはしばしば激烈をきわめることがあります。

　ここで思い出すのは、1980年代に話題になった『ホットロード』（紡木たく，集英社，1986-1987）という漫画です。この漫画は、思春期の子どもたちの揺れ動く心を、繊細なタッチで描いた名作ですが、そのなかでも、孤独感を抱えながら不良交遊の世界に入っていく主人公の女子中学生・宮市和希が、思い焦がれる不良少年の春山洋志の名前のアルファベットを、自らの前腕に彫り込んでいました（図3-1）。

この「イニシャル彫り」に関しては、興味深い研究があります。ロスとマッケイ（Ross & McKay, 1979）は、カナダの女子少年院の調査から、収容されている少女の86％が自分の皮膚に何かを彫った経験があり、その平均回数は少女1人当たり8.9回にもおよんでおり、またそうしたエピソードの71％が皮膚に同性の親友のイニシャルを彫るというものであることを明らかにしました。こうした行為は、親友への愛情の証として、親友に対する怒りや嫉妬の表現として、あるいは、親友の関心を自分に向ける方法として行われており、まったく何も彫ったことのない少女よりも、1回だけ彫ったことのある少女のほうが、心理的に健康な特徴が多く認められたとのことでした。

　この調査結果から、ロスとマッケイは以下のように結論づけています。「彫る行為は、少女たちの独立、自律、個人の自由を表現する手段であった。それは、青年期における独立を勝ちとり、自分たちの自由を侵害する大人に抵抗する方法であり、さらには、周囲の環境を操作するのにきわめて有効な方法でもあった……彫る行為は、少女たちに自分自身の人生と環境をコントロールしているという感覚を与えるものだった」。

　北米における、こうしたイニシャル彫りと等価の意味を持つ、わが国独自のボディモディフィケーションとしては、火のついた煙草を皮膚に押しつける「根性焼き」が知られています。根性焼きは、有機溶剤酢酸により痛覚が鈍麻した状態で行う者もいますが、しらふの状態で行われることもあります。この行為は、痛みを伴う行為そのものが通過儀礼となって非行集団の結束を高め、仲間の関心を引き寄せる機能を持っており、火傷の痕が集団への帰属の証としても機能していると考えられます。いずれにしても、わが国の非行少年独特のサブカルチャーとして捉えられるでしょう。

ボディモディフィケーションが自傷行為へと変わるとき

　いろいろと論じてきましたが、一般論としていえば、今日広く見られる様々なボディモディフィケーションは、自傷行為と同じ次元で捉えるべきものではないと思います。ウォルシュは以下のように述べています。

　「私自身は、こうした人たちはボディアートや身体改造という未開拓な領

域で一風変わった冒険をしているのだと考えるようにしている。ある意味で、我々が彼らから学ぶべきことも少なくなかろうとも思う。彼らは、身体をその限界にまで追い込み、古くからある心身二元論のジレンマに挑戦することによって、何人も到達できない深い洞察を手に入れているかもしれない。いずれにしても、身体改造の限界に挑む人たちが心理療法の場に登場することは、きわめて稀なことである。彼らは自分の抱えている問題が相談室を訪れることで解決するとは考えておらず、したがって心理療法家に関心を持つこともなければ、挑戦してくることもない」。

　しかし私は、これはあくまでも原則論であることを強調しておきたいと思います。たとえば、わが国の非行少年によく見られた「根性焼き」も、リストカットに併発して見られる場合には、単にサブカルチャーの文脈だけで理解するのは危険な場合もあるのです。私たちは、少年鑑別所の入所少年を対象として、「リストカットだけをしたことがある者（自傷群）」と「根性焼きだけをしたことがある者（根性焼群）」とを比較したことがあります（Matsumoto et al, 2005a）。その結果、抑うつ傾向、解離傾向、違法薬物使用、被虐待歴、自殺傾向のいずれにおいても、自傷群において顕著な精神病理が認められましたが、その一方で、根性焼き群ではいずれの行為もしたことのない対照者（非自傷群）と上述の項目に違いがない水準でした。しかし、自傷行為と根性焼きの両方を行ったことのある者の場合、上述の項目に関して自傷群をはるかに凌ぐ重篤な精神病理を呈していただけでなく、突き刺す、壁を殴る、壁に頭をぶつける、皮膚を掻きむしるなどといった自傷を行っており、さらにはタトゥーやボディピアッシングの経験も高率に認められたのです。

　この調査結果からは、社会的に容認されているボディモディフィケーションでも、リストカットなどの自傷行為が随伴している場合には、ボディモディフィケーション自体も多岐にわたる自傷行為の一環である可能性が示唆されるように思います。自傷行為に限らず、ボディモディフィケーションが無謀な暴力行動や性非行のような危険行動に併発している場合も同様です。そのような者は、ボディモディフィケーションの結果として身体にできる模様

よりも、ボディモディフィケーションの行為自体がもたらす痛みを必要としている可能性があります。そのような場合、専門家に依頼せずに自分の手でボディモディフィケーションを行うなど、感染への配慮も乏しい場合が少なくありません。

とりわけ自傷行為をする若者の援助にあたっては、併発するボディモディフィケーションに注意を払う必要があります。実際、「タトゥー（あるいはボディピアッシング）を入れたら自傷行為が止まった」という者もいます。確かにボディモディフィケーションには、一定期間、自傷行為を止める力があることが少なくありません。しかし、大抵の場合、しばらく時間が経過すると自傷行為は再発するようです。もちろん例外的な事例ですが、自らにタトゥーを施すことによって自傷が止まった者がまったくいないわけではありません。なかには、タトゥーという、親世代が眉をひそめる模様を自らの皮膚に刻印づけすることによって、過干渉かつ支配的な養育者からの心理的自立を実現する患者もいます。

ところで、自傷行為やボディモディフィケーションが突然出現して短期間のうちに急速に悪化するような事例の場合には、とりわけ慎重な対応が必要であるように感じています。このような患者の場合、その背景に精神病性代償不全が生じている可能性があり、自殺や他害的暴力などの危険が高まります。以下にそうした事例を呈示しておきます。

【症例B　15歳　男性】
　Bは周産期異常はなく、発達にも問題なく生育しましたが、小学校時代に級友から激しいいじめやリンチを受けたことがあったそうです。
　きっかけは明らかではありませんが、中学2年頃より、Bは突如として権威的人物に対して反抗的な態度をとるようになりました。たとえば、学校では教師に暴言を吐いて、授業を抜け出しては連日夜遊びや喧嘩三昧の生活に明け暮れ、家庭では親の干渉に爆発的に逆上して、壁や家具を壊しては、こうした行動の後に健忘を残していました。まもなく、暴

力団員に喧嘩をふっかけて相手を負傷させたために逮捕され、保護観察処分となりました。

　保護観察中のBは、自分なりに「暴れないように」努めるべく、怒りを感じた際には腕や脚をカッターで切ることで対処するようになりました。また「心が落ち着く」という理由から、短期間のうちに自ら耳介、鼻翼、眉、唇などの顔面各所に多数のピアスの穴を開けるようにもなりました。Bは「ピアスの穴を開けるときには、全然痛みを感じない」と語っています。こうした「身体に傷をつける」ことによる対処は、他害的暴力を抑えるのには一定の効果があったようですが、さすがに恋人の裏切りに遭遇してもなお平静でいることができるような効果はありませんでした。激しい怒りに駆られたBは、恋人の浮気相手を見つけ出して角材で殴打して重傷を負わせ、少年鑑別所入所となりまた。

　少年鑑別所入所にて私が診察した際、Bは「以前は、頭に来ると記憶が飛んで暴れてしまったが、自傷行為をするようになってからは、『キレる』ことは少なくなり、記憶も飛ばなくなった」と述べていました。しかし、他方で自傷の範囲は拡大し、その頻度も増加しており、自分で空けたピアスの穴は化膿していました。Bの腕には自傷創の痕だけでなく、恋人のイニシャルを彫り込んだ痕がみられ、「今度は本格的なタトゥーを入れる」と誇らしげに語っていました。

　その後、少年鑑別所の職員から「Bがときどき自殺を仄めかす言葉を口にしている」という報告があり、私は改めてBと面接してみました。すると、Bは「幻聴がひどくて、いろいろとうるさいことをいってくる。幻聴を消すには身体の痛みが必要だったが、最近、だんだんと痛みが感じられなくなってきて、幻聴が消えなくなってきた。もう死ぬしかないと考えるようになった」と語っていました。

　Bは、青年期に暴力的で危険を顧みない行動を呈し、その後、他害的暴力をせずに済ませるために自傷行為を開始すると、短期間のうちに重篤なエス

カレートを示して、ボディピアッシングによる痛覚刺激が必要となってしまいました。解離症状や食行動異常の併発も含め、Bには様々な問題が見られましたが、最終的な診断は解離性障害でした。Bの幻聴は、統合失調症の幻聴とは異なる性質をもつものであり、本人に対して迫害的な交代人格の「声」だったのです。

次章で詳述しますが、自傷行為には、不快感情や内的混乱を一時的に抑制する効果があります。本事例でも、深刻な精神医学的症状を自分だけで解決しようとする努力のなかで、自傷行為やボディモディフィケーションがエスカレートしてきたわけです。ごく稀なことではありますが、ボディモディフィケーションのなかには、このような一種の自己治療的な努力のプロセスで出現することもあります。

本章のまとめ

本章では、メンタルヘルスの援助者が、本来は「文化的に容認されている自傷行為」であるボディモディフィケーションをどのように理解するべきかを明らかにし、どのような場合に援助の対象とするべきかについての私見を述べさせていただきました。

次章では、自傷行為の出現に関与する要因について論じたいと思います。

第4章

自傷行為が発現するメカニズム

自傷する理由

　なぜ彼らは自傷行為をするのでしょうか？　本章では、この問題について考えてみたいと思います。

　これまで精神科医やカウンセラーといった援助者の多くは、自傷する理由として、「周囲の関心を集めるため」「アピール的行動」と捉えてきました。しかし、実はこのことを支持するエビデンスはありません。あくまでも、援助機関に訪れた自傷者だけから受けた、援助者自身の印象を語っているにすぎないのです。

　私たちが考慮すべきことは、匿名の自記式アンケート調査では、中・高校生の1割に自己切傷の経験があり、そのうちの半数あまりは10回以上の自傷経験があることが分かっているにもかかわらず、学校が把握している数はわずか0.33〜0.37％であるという事実です。要するに、自傷行為とは本質的に隠された秘密の行為であって、援助者が出会っているのは氷山の一角にすぎないわけです。その意味では、経験ある臨床家の意見といえども、必ずしも真実を反映しているとはいえないでしょう。

　本当のところ、彼らはなぜ自傷行為をしているのでしょうか？　私が自傷行為の研究を始めた当初、自傷する理由について自分の患者によく聞いたものでした。すると、その回答は実に興味深いものだったのです。たとえば、「イライラしたときに切りたくなる」「強い感情に襲われたときに無意識のうちにカッターを探している自分がいる」「自傷行為は私の安定剤」「自分でも

気づかないうちに切っていて、傷口から流れる血を見ると、ホッとして我に返った」などという答えが返ってきました。なかには、「切ると気分がすっきりして気持ちがいい」などと、いささかサド・マゾ的に倒錯的した性志向性を思わせる回答もありました。また、他方で「死ぬためじゃなく、生きるために切っている」「自殺しないために切っている」という人もいました。後者の回答からは、自傷行為が狭義の自殺企図とはその行為の意図という点で異なるものであることを、改めて教えられた気がしました。

また別の患者は、興味深い、けれども抽象的な言い回しで、自らが自傷する理由を述べていました。すなわち、「皮膚を切って心の痛みを見える傷に変えている。心の痛みは耐えられないけど、身体の痛みならば耐えられるから……」という具合です。そのとき私が虚を突かれたような、いかにも理解できないといった表情をしていたところ、その患者は次のようにつけ加えました。「ほら、かゆくてどうしようもないときに、かゆいところをギュッとつねるとかゆみが治まるじゃないですか。あれと同じですよ」。正直、その理解がどれくらい正しいかはいささかあやしいものの、私なりには、その患者のいわんとすることは何となく分からなくもない気がしました。要するに、当事者に対するインタビューから分かったことは、自傷行為には一種の治療的効果があるということでした。

このことを検証するために、私は「切る」タイプの自傷行為を繰り返している、少年鑑別所に入所中の十代の女性にアンケートを行いました（表4-1：Matsumoto et al, 2004b）。その結果明らかにされたのは、最も多かったのが、「イライラを抑えるために」（48.5％）や「つらい気分をすっきりさせたくて」（9.1％）といったような、不快感情の軽減を目的とした自傷行為であり、全体の６割近くがこれに該当しました。

もちろん、「重要他者（家族や友人、恋人）に自分のつらさを分かってほしくて」（18.2％）という意思伝達、もしくは自分の要求を通すために、周囲を操作する目的から行われる自傷行為もなかったわけではありません。しかし、そうした意思伝達や操作を目的とする自傷行為（いわゆる「周囲の関心を集めるための自傷行為」や「アピール的な自傷行為」はこれに含まれるのだと思いま

表4-1 自傷する理由（Matsumoto et al, Psychiatry and Clinical Neurosciences, 2004を一部改変して作成）

自傷する理由	割合	自傷の目的	割合
イライラを抑えるために	48.5%	不快感情の軽減	57.6%
つらい気分をすっきりさせたくて	9.1%		
重要他者（家族・友人・恋人）に自分のつらさを分かってほしくて	18.2%	意思伝達・操作	18.2%
死にたくて	18.2%	自殺の意図	18.2%
その他	9.1%		

す）は、援助者が考えているよりはるかに少なかったのです。

　なお、この調査では少数ながら「死にたい」と思って自分を傷つけている者がいることも明らかになりました。私自身は、こうした行動は自傷行為ではなく、自殺企図と見なすべきであると考えています。この結果は、リストカットだからといって、すべてが単なる自傷行為であるとはかぎらず、そのなかには自殺企図に近い行動が含まれていることを示唆しています。それが本当に自傷行為なのかどうかを明らかにするには、きちんと行為の意図を聞いてみる必要があるといえるでしょう。

　いずれにしても、私たちの調査から分かったことは、多くの自傷行為は一種の自己治療のために行われているということでした。私たちの研究にかぎらず、海外における自傷研究の多くは、自傷行為が怒りや不安・緊張、抑うつ気分、孤立感といった不快な感情を軽減する効果があることを指摘しています。もちろん、すべての自傷行為に当てはまるとはいえません。しかし、自傷行為の多くは、「誰かに自分のつらさに気づいてもらう」などといったアピール的な目的による行為ではなく、「誰の助けも借りずにつらさに耐え、苦痛を克服する」ための孤独な対処法なのです。

脳内麻薬と自傷行為

　それにしても、なぜ自分を傷つけることでつらい感情が軽減するのでしょうか？　この問いかけは次のようにもパラフレーズできます。なぜ身体に痛みを加えると心の痛みが治まるのか？　この問題については、いまだに不明な点が多いのが事実です。

　実は、自傷行為を繰り返している者は、自傷に際してあまり痛みを感じていないといわれています。ファヴァッツァとコンテリオ（1989）によると、240人の習慣性自傷者のうち、自傷に際しての痛みをほとんど、もしくはまったく感じていないと答えた者は64％にも達し、逆に自傷時に強い痛みを感じていたのは、わずかに10％であったと報告しています。

　また自傷者は、自傷行為をしていない通常の状態においても痛みに鈍感であるともいわれています。ボーフスら（Bohus et al, 2000）は、習慣性自傷患者の60％に痛覚低下が認められ、さらに不快気分を体験するようなストレスを加える実験を行うと、自傷患者の痛覚はいっそう低下したと報告しています。健常人の場合には、ストレスを加えられるとむしろ痛みに過敏になる傾向が見られるのに対して、自傷患者の場合には反対に痛みに鈍感になったわけです。一体これは何を意味しているのでしょうか？

　このことを説明するものとして、いわば「脳内麻薬」理論ともいうべきものがあります。

　「エンケファリン」という物質の名前を聞いたことがあるでしょうか？　これは、脳内で産生される物質であり、アヘンやヘロインといった麻薬と同じように、痛みを抑えるとともに快感をもたらす作用があります。交通事故に遭って骨折などの経験がある人ならばお分かりかと思いますが、そのようなひどい外傷を負ったとき、通常、人は事故直後から激しい痛みを体験することは稀であり、むしろ病院で一通りの処置を終えた後から激しい痛みを感じたりするものです。こうした場合に痛みを感じないのは、このエンケファリンのような強力な鎮痛効果を持つ脳内麻薬が分泌されているからだと考えられています。また、マラソンをしている人が、ある苦しいポイントを乗り

越えて走り続けていると体験する快感、すなわち「ランナーズ・ハイ」といわれる現象にも、エンケファリンが関係しているといわれています。

　コイドら（Coid et al, 1983）は、習慣性自傷患者は対照群と比べて血液中のエンケファリンが高濃度であり、自傷患者のなかでも、最近に重篤な自傷行為に行った者ほどエンケファリン濃度が高かったことを明らかにしました。この結果から、コイドらは、習慣性自傷者は自傷行為をすることで脳内のエンケファリン産生を刺激し、苦痛を緩和しているのではないかと考察しました。さらにラスら（Russ et al, 1992）は、コイドらの知見を発展させて、「自傷行為を繰り返す者は、ちょうどアヘンやヘロインの依存症者と同じように、自傷することで脳内のエンケファリン産生を刺激することに依存しており、それゆえになかなか自傷行為をやめることができない」と考察しています。

　ラスらの理論は、自傷行為が繰り返されるメカニズムを「脳内麻薬依存症」という観点から説明しており、非常にクリアカットな印象を受けますが、これを受け容れるにはいくつか克服すべき問題点があります。そのなかでも特に重要なものは、自分の皮膚を軽く切ったからといって、すべての人がエンケファリンを産生して無痛状態や緊張が緩和される体験をするわけではないという点です。なぜ一部の者だけが自傷行為に際して痛みを感じずに、緊張や不安、あるいは苦痛が緩和するのでしょうか？

　この疑問については、キルマイヤーとキャロル（Kirmayer & Carrol, 1987）が興味深い仮説を提唱しています。彼らは、習慣性自傷者のなかには幼少期に虐待を受けてきた者が少なくないことに着目し、いわば「自傷行為の神経生物学的モデル」を考え出しました。彼らの理論は以下のようなものです。すなわち、繰り返し身体的虐待を受けている子どもは、そのたびに脳内でエンケファリン産生が刺激されて鎮痛されるために、いつしか生理学的な痛みに対して鈍感になってしまっているというのです。そして、痛みに対する反応が弱くなっていることが、怒りに駆られた懲罰的な親からさらなる虐待行為を引き出します。これによって、さらにエンケファリンの産生は刺激されるので、被虐待児は慢性的なエンケファリン過剰産生状態に慣れていき、ますます鈍感になっていくわけです。結果的に、静かな環境で孤独に過ごして

いる時には、逆にエンケファリンは減少するために、被虐待児は相対的なエンケファリン離脱状態に陥り、不安と緊張が増大した状態に置かれることになります。キルマイヤーとキャロルは、このような状況においては、自傷行為はエンケファリン産生を高める刺激として機能し、これによって緊張と不安を軽減させることができると主張しています。

この「自傷行為の神経生物学的モデル」は、なぜ一部の者だけが、自傷行為に際して痛みを感じないばかりか、精神的な安らぎを得ることができるのかを、実にわかりやすく説明してくれる理論といえます。しかし、それでもなお、2つの問題点があります。1つは、最近のモデスト゠ローウェとヴァン・カーク（Modesto-Lowe & Van Kirk, 2002）の総説によれば、習慣性の自傷行為を呈する患者に対して、アヘンやヘロインに拮抗的な効果を持つナルトレキソンという薬剤を投与しても、自傷行為に対する奏効率は低いというのです。もう1つは、身体的虐待だけでなく、必ずしも身体的な疼痛を伴うとはいえない精神的虐待やネグレクトも自傷行為と密接な関連がありますが、「脳内麻薬」理論は、この点に関する説明が難しいということです。もちろん、精神的虐待やネグレクトといった「精神的な痛み」の体験によってエンケファリンの産生過剰が刺激されるということが証明されれば問題ないのですが、現段階ではまだ仮説にとどまっています。

苛酷な生育背景の影響

ここで「自傷行為の神経生物学的モデル」が着目した、自傷者における被虐待歴について、もう少し詳しく取り上げておきましょう。

自傷行為と幼少期の被虐待体験の関係を指摘する研究は数多く存在します。ファヴァッツァら（1989）は、習慣性自傷患者の62％に幼少期の身体的・性的虐待が認められると報告しており、私たちの研究（Matsumoto et al, 2004a）でも、女性自傷患者の61.8％に身体的虐待が、41.2％に性的虐待が認められました。また、様々な自己破壊的な行動全般と最も密接に関連するのはネグレクトを受けた経験ですが、ヴァン・デア・コークとサポルタ（Van der Kolk & Saporta, 1991）は、自傷行為にかぎれば身体的・性的虐待との関

係が重要であると報告しています。グラッツら（Gratz et al, 2002）も、被虐待体験の種類や頻度の多さが自傷行為の重症度に関係すると指摘しています。

　明らかな虐待とまではいかない不適切な養育環境であっても、後年の自傷に影響する可能性があるといわれています。ウォルシュは、自傷行為を繰り返す者には以下のような体験をしていることが多いと述べています。すなわち、幼少期に両親の別居や離婚を経験していたり、家族のうちの誰かがアルコールや薬物を乱用していたり、自傷行為や自殺企図などの自己破壊的行動をしていたり、親が精神障害に罹患していて十分な情緒的応答を得られないまま生育していたり、あるいは、家族内における暴力場面を繰り返し目撃した経験などです。

　こうした環境は、地域や親戚との関係からも孤立した、閉鎖的な生育環境を作ります。いわば「秘密の多い家庭」といってもよいでしょう。そうした家庭にはお決まりの「暗黙のルール」があります。すなわち、「語ってはいけない、感じてはいけない」ルールです。

　たとえば、父親のアルコール依存やギャンブルの問題、あるいは母親に対する暴力の問題について、子どもたちは本能的に「この話は誰にも語ってはいけない」と感じ、決して周囲の大人たちに助けを求めることはありません。身体的もしくは性的な虐待を受けている子どもの場合には、「誰かに話したら、もっと恐ろしいことが起きる」と感じて沈黙を守ります。

　ある男性の自傷患者は私にこう語ったことがありました。「小学校2年生のとき、腫れ上がった顔で学校に行ったら、不審に感じた担任の先生から、『絶対に内緒にするから正直にいってほしい』と懇願された。だから先生を信用して、父親から毎日殴られていることを話した。すると、すぐに先生は自宅を訪れ、親に注意をした。その夜、父親から、『余計なことを言うな』とめちゃくちゃに殴られた。そのとき、『絶対に話してはいけない。話すと裏切られる。かえって悪い結果になる』と思った。以来、誰も信じないようにしてきたし、正直な気持ちは話さないようにしてきた」。

　そこまでいかない場合でも、養育者にゆとりがないために、子どもがつらさ感情を訴えたり、助けを求めたりしにくい家庭環境で養育されたという人

もいます。

　ある女性の自傷患者は、私にこう語りました。「お母さんはずっとお父さんからの暴力に耐えて生きていた。小学校でいじめられていたけれど、いつもお母さんは泣いていたから、とても相談することはできなかった。だって、これ以上お母さんの心配事を増やしたくなかったから。私が中学生になるとき、やっとお母さんはお父さんと別れることができたけど、今度はお母さんは仕事で大変だった。だからやっぱり相談することはできなかった。自分のつらい気持ちは自分で解決するしかなかった」。

　また、一見するときちんとした養育者に育てられたように思える自傷患者でも、幼少期につらいことがあった際に養育者に相談したところ、「がんばれ」「おまえが悪い」「やられたらやり返せ」などと、つらい気持ちになっている現在の自分を否定され、代わりに物事を「勝ち／負け」だけで判断するという価値観を押しつけられる体験をしている人がいます。

　このような苦痛に満ちた環境のなかで、子どもたちは「何も語らない」と誓うことで援助希求能力を萎えさせられ、さらに、「何も感じない」という無感覚状態になることでつらい感情をやり過ごそうとする習慣を身につけます。この無感覚状態は、すでに述べた慢性的なエンケファリン産生過剰の状態なのかもしれませんし、あるいは後述する解離状態の一種なのかもしれません。いずれにしても、そのメカニズムには不明な点が多いとはいえ、精神的苦痛を緩和してくれる自傷行為は、養育者のように自分を裏切ったり否定したりしない、頼りになる「救世主」といえるでしょう。

　すでに私は、「周囲の関心を集めるために」あるいは「アピール的な目的から」自傷行為が行われるのは稀であると述べました。実は、ほとんどの自傷行為は誰もいない、一人きりの状況で行われ、そして大抵は誰にも告白されません。つまり、それは隠された秘密の儀式なのです。クラーク（Clarke, 1999）は、自傷行為が秘密にされる理由について、自傷行為による傷は、子どもたちが「語ってはならない」と思い込んでいる家庭の秘密（たとえば、父親がアルコール依存症であるという恥ずかしい事実であったり、それを告白したら家族が崩壊してしまう性的虐待の事実であったりするのかもしれません）を

象徴しているからであると指摘しています。さらに、暴力にさらされて生育した子どもは、青年期に入ってから愛情の絆と暴力とを混同し、愛着する相手との別れを体験した際に、喪失した対象との絆を心のなかで再体験しようとして、自傷行為という方法で「自らに暴力をふるう」ようになることがあります。

　自傷行為は、家庭内の語られない秘密を象徴的に表現しているともいわれています。ウォルシュとローゼンは、子どもは自傷行為という行動のなかで、実際にあった家族ドラマの外傷的場面を一人三役で再演しているとも述べています。すなわち、自傷行為においては、「切る自分」「切られる自分」「傍観している自分」という3つの役割があります。「切る自分」とは、自傷によって自らを攻撃することで加害者の心理に同一化（たとえば、怒り狂って母親を殴りつける父親への同一化）している部分であり、「切られる自分」とは、自傷される屈辱を味わう被害者の心理に同一化（たとえば、殴られて台所の床に這いつくばって泣いている母親への同一化）している部分です。そして、「傍観している自分」とは、事態の一部始終を眺めながら、その行為を止めない傍観者の心理への同一化（たとえば両親の激しいいさかいを傍観しながら、止めることができない無力な子どもへの同一化）している部分というわけです。

　しかし、ここで注意しておく必要があるのは、習慣性自傷者の6割に虐待の既往があるとはいえ、残りの4割にはそのような既往がないということです。実際の臨床現場では、何らの外傷体験もなく、また家庭内における不適切な養育といった問題もない自傷患者がいるのです。

　これについては、すでにウォルシュが、90年代以降、そのような生育背景に大きな問題のない自傷患者が増えていると指摘し、これを「新世代の自傷」と呼んでいます。彼によれば、この一群は学業や職業上の適応は良好であり、心的外傷体験も家庭内の問題もなく、多くは何らかの実生活上の困難を契機に、仲間やメディアの影響から自傷をはじめるということです。この一群は、従来の自傷者のような強烈な自己嫌悪感はなく、通常、自傷行為は一過性の現象であり、その転帰は良好であるようです。

なお、生育背景という表現は正しくないかもしれませんが、ローゼンタールらは、幼少期に何らかの重篤な身体疾患に罹患したり外傷を負ったりして、繰り返し手術や医学的処置を受けなければならなかった経験があること、あるいは、先天的な身体的奇形を持っていることが、後年の自傷行為に関係していると指摘しています。こうした経験は、身体に傷をつけることに対する抵抗感を減弱させたり、自らの進退に否定的なイメージを抱きやすくさせたりして、自傷行為の発現を準備すると考えられています。

解離の影響

1) 解離とは

　精神科臨床の現場のなかでは、ときどき「切っているときに痛みを感じないけど、血を見ると我に返って、『あ、生きている』と思ってホッとする」と述べる自傷患者と遭遇することがあります。こうした発言から読みとれるのは、自傷行為におよんでいる最中には痛覚の鈍麻、あるいは現実感の希薄化や離人感が生じていて、切ることがもたらす痛覚刺激や血液の鮮やかな色彩によって現実感を回復している、ということです。より端的にいえば、この自傷行為が解離状態で行われている可能性があるということになります。

　解離というと、古典的には、後になって本人はその記憶を思い出せないにもかかわらず、事実としては様々な行動をしており、ふだんの生活とはまったく別の意識システムが作動し、行動しているような状態を意味しています。

　代表的な解離現象として「解離性遁走」といわれる病態があります。たとえば、会社の仕事で大きな失敗をしてしまったある中年男性が、ある日突然、失踪して会社にも行かず自宅にも戻らなくなり、心配した家族が警察に捜索を依頼したところ、富士の樹海付近をさまよっているところを保護されました。保護された当時は、自分の名前や職業、さらには年齢や住所も思い出せない状態（これを「生活史健忘」といいます）でしたが、後日記憶を取り戻し、仕事の失敗のことで自殺を考えるほど悩んでいたことが判明しました。しかし、自分が富士の樹海をさまよっていた記憶はなく、自分がそこを訪れた理由も分からないままなのです。

このような解離症状がさらに持続的なものとなり、通常の意識状態とは完全に独立した意識システムがひとつの人格を呈すれば、「解離性同一性障害（いわゆる多重人格性障害）」と診断されるかもしれません。
　しかし、多くの自傷行為の背景に見られる解離はここまで深刻なものではありません。正確にいえば、解離性同一性障害の患者は自傷行為を呈することが多いのですが、自傷行為をする人全体のなかでは、解離性同一性障害と診断できる人の割合はそれほど多いわけではありません。意識や記憶はかろうじて保たれているものの、すべての知覚刺激が鈍く、遠く感じられてしまい、自分の身体が自分のものではないような感覚に襲われる。目では自分が何かをしているのが見えているにもかかわらず、自分の存在は単なる「カメラのレンズ」になったような感覚に陥り、その行動を自分がしているとは思えない感覚に陥る――このような解離なのです。
　こうした異常感覚は、従来、離人症といわれてきたものですが、最近の研究のなかで古典的な解離と離人症とは相互に移行しうる、連続的な症状であることが分かってきました。たとえば、解離性同一性障害に罹患する人の解離症状が比較的減少してくると離人症を呈するようになったり、逆に離人症を呈している人が大きなストレスにさらされると、記憶や意識の断裂を伴う重篤な解離を呈したりすることは、さほどめずらしいことではありません。したがって近年では、解離という現象は、一方の極に離人症を起き、他方の極に「交代人格」を呈するような解離性同一性障害を置く、連続的なスペクトラムとして理解されるようになってきました。
　では、なぜ解離という現象が起こるのでしょうか？　解離の背景にあるのは何らかの外傷体験であるといわれています。人は自分の許容範囲を超えた衝撃や恐怖にさらされたとき、まるでサーモスタットが作動するように、知覚や意識活動や記憶が分断することがあるのです。
　いくつか例を挙げてみましょう。
　たとえば、レイプ被害に遭遇したある女性は、診察室で私にこう語りました。「そのとき私は『殺される』と思いました。自分の身体にまったく力が入らなくなって、相手になされるがままになりました。相手が自分の身体を

触っているのが見えましたが、それは自分の身体ではないみたいで、何も感じませんでした。しばらくして我に返ったら、部屋は真っ暗で、相手はもういませんでした。知らないうちにずいぶん時間が経ったみたいでしたが、その間の記憶が全然ありません」。この女性は、生命を脅かされる事態に遭遇して離人症を呈し、ついには記憶の欠落を伴う重篤な解離を呈したのです。

　また、幼少期に何年も父親から残酷なまでに激しい身体的虐待を受けていた男性は、かつての出来事を振り返って、次のように語りました。「親父のライターをいじっていたら、突然、親父は激しく怒り出して、俺を浴室に引きずっていきました。親父は俺の顔を何度も風呂の水に浸けました。とても怖かった。『殺される』と思った。何度も何度も浸けられて、それは永遠に続く感じがした。でも、途中から急に楽になった。恐怖感は消え、俺の視点は浴室の天井のほうに移動して、親父に痛めつけられている自分の後ろ姿を眺めていた。『あの子ども、かわいそうだな』と思ったのを覚えている。このとき以来、俺は親父から殴られるのが怖くなくなった」。

　この男性の場合、記憶の欠落こそありませんが、このとき痛覚などの知覚は消失し、彼自身はテレビカメラのような視覚だけの存在となって、あたかも「幽体離脱」を思わせる体験をしています。これは典型的で重篤な離人症体験といえます。

　重篤な先天性疾患の治療のために、幼少期に繰り返し強い痛みを伴う医学的処置を受けた経験のある人は、こう語りました。「病院は本当に怖かった。治療はすごく痛くて、いくら泣いてもやめてくれない。医者や看護婦さんはいろいろと声をかけてくれたけど、何を言ってるのか分からなかった。でも、ある時にいいことを思いついた。治療のあいだ、何でもいいから楽しい空想をするようにした。いろんなおとぎ話みたいな空想。そうすると痛みを感じないし、時間の感覚も分からなくなって、いつのまにか治療が終わっていた」。この男性の場合には、楽しい空想に没頭することで解離に陥り、痛覚も時間の感覚を失うことで、つらい治療の時間をやり過ごせるようになったわけです。

　以上の例からも分かるように、解離とは一方で厄介な精神医学的症状とし

ての側面がありますが、他方では、自分ではコントロールできない強烈な苦痛を生き延びるための自己防衛手段としての側面があります。強烈な苦痛や恐怖から自分の意識を保護するために、苦痛や恐怖から意識を遠ざける。それが解離なのです。

2）自傷行為における解離の役割

多くの研究者が、自傷行為と解離との密接な関係を指摘しています。解離体験尺度という質問紙を用いた私たちの調査では、自傷行為を繰り返す患者は、自傷経験のない同世代のうつ病患者や一般の健常人と比べて、顕著な解離傾向を持っていることが確認されています。

もちろん、自傷者のすべてが解離状態で自傷行為におよんでいるわけではありません。しかし私たちの研究（松本と山口, 2005a）によれば、「より頻回に切っている人」「自分が生きるためには切ることが必要」と考えている人ほど、解離が顕著な傾向があることが分かっています。その意味では、典型的な習慣性自傷患者ほど解離を伴っていると考えられます。現にレベンクロン（Levenkron, 1998）も、自傷行為を解離性と非解離性の2つのタイプに分類し、前者をより中核的で重篤な自傷行為と捉えています。また、ズロトニックら（Zlotonick et al, 1997）は、解離傾向が著しい自傷者ほど、若年から頻回に自傷を繰り返し、深刻な虐待を受けている場合が多いことを明らかにしています。解離を伴う自傷行為の背景には何らかの外傷的な体験があり、自傷行為のなかでもより重篤な一群であると考えるべきでしょう。

では、外傷体験や解離はどのように自傷行為に関与しているのでしょうか？　スエモト（Suyemoto, 1998）は、自傷行為には解離状態からの回復を促す機能があると述べています。幼少期に虐待やネグレクト、あるいは友人からのいじめや激しい家族間暴力の目撃といった体験をしてきた人は、怒りや恥の感覚、あるいは恐怖に耐えるために、解離による「心理的無感覚状態」となる習慣を身につけます。こうすることで、怒りや恥の感覚、あるいは恐怖といった不快な感情を意識から遠ざけることができるからです。

しかし、ここに落とし穴があります。不快な感情を意識から遠ざけたから

といって、それが完全に消失するわけではないのです。それは記憶のどこかに残り、一触即発の危険をはらみながら、「蓋」を閉められていると考えるべきでしょう。やがて思春期に入り、自我の芽生えとともに親子関係での葛藤を経験し、あるいは友人・異性関係での葛藤を経験するなかで、強引に「蓋」を閉めた一触即発の記憶を刺激され、かつて抱いた激しい感情が噴出しそうになります。しばしば、その感情はとてつもなく巨大なものへと肥大し、膨張しています。もしも感情が噴出したら、感情が爆発して暴力行動におよんだり、突発的な自殺行動に走ってしまうほど強烈な場合もありえます。

そのとき再び「意識のサーモスタット」が作動します。幼少期によりなじんできた解離による無感覚状態です。不快感情によって惹起されたこの解離状態は、怒りなどの不快な感情を遠ざけ、感情爆発や自殺念慮の高まりを回避する効果があります。その意味では、適応的な防衛手段だといえます。さきに紹介した、「自傷患者は不快気分を体験するといっそうの痛覚が鈍麻する」というボーフスらの研究結果も、エンケファリン産生によるものではなく、解離による現象として説明することができるでしょう。

ところで、解離という防衛手段には困った点があります。確かに解離は、つらい状況をしのぐには有用ですが、つらい状況が過ぎ去った後にまで持続していると、今度は別の不快感情を惹起してしまいます。すなわち、解離状態の持続は、「生きているのか、死んでいるのか分からない」という、虚無感と死の気配を伴う不安感をもたらしてしまうのです。

そうした状態から回復するために、自傷者は無意識のうちに自分を傷つけます。刃物があれば、それで皮膚を切るでしょうし、なければ自分の腕をわしづかみにして爪を強く皮膚に突き立てたり、ひっかいたりすることでしょう。もっとも、切りはじめた当初は痛みを感じません。しかし、何度か皮膚を切って自分に痛み刺激を与えていくうちに、自傷行為によってもたらされる疼痛や血液の鮮やかな色といった知覚刺激によって、少しずつ現実感を回復し、それとともに不安感も鎮まっていきます。

「切っているときに痛みを感じないけど、血を見ると我に返って、『あ、生きている』と思ってホッとする」と語る自傷患者の言葉の裏には、「不快感

情→解離による無感覚→自傷行為による痛みや血液といった知覚刺激→現実感回復」という一連のプロセスが隠されているといわれています。要するに、自傷行為には「反解離効果」があるといえるわけです。

ただし、自傷行為によって逆に解離を誘発される人もいて、なかなか一筋縄にはいかないところがある点には注意して下さい。この点については、第6章でさらに詳しく取り上げたいと思います。

自傷行為の背景にある生物学的メカニズム

まだ不明な点が多いとはいえ、自傷行為の背景にある生物学的メカニズムに関する知見も少しずつ蓄積されています。現在のところ、自傷行為を説明する生物学的メカニズムとして有力な仮説としては、2つの理論モデルがあります。

1つは、「内因性オピオイド仮説」です。これは、すでに述べたエンケファリンのような脳内麻薬（これを内因性オピオイドといいます）との関連で自傷行為を捉えようとする神経生物学的な理論モデルです。この理論モデルは説得力がある一方で、脳内オピオイド受容体の拮抗薬ナルトレキソン投与による自傷行為の改善は乏しく、臨床的な応用には限界があります。

もう1つの理論モデルは、「セロトニン機能障害仮説」です。ここでは、後者について説明しておきたいと思います。

ロペス=イボーら（Lopéz-Ibor et al, 1985）、あるいはマルコヴィッツ（Markowitz, 1995）は、自殺者や暴力犯罪者と同じように、習慣性自傷患者においても脳脊髄液中の5-HIAA（5-ハイドロキシインドール酢酸：セロトニンが体内で代謝されて産生される物質）が低値であることをそれぞれ独自に明らかにしました。このことは、攻撃性（それが自分に向かうか他人に向かうかの違いはあるにしても）とセロトニン機能とのあいだには密接な関連があることを示唆しています。一部の自傷行為（特に抜毛症などの常同型自傷行為）のなかには、セロトニン機能に影響を与える抗うつ薬であるSSRI（選択制セロトニン再取り込み阻害薬）に劇的に反応するものがあることからも、この仮説には一定の妥当性があると思います。

とはいえ、この仮説にもまったく問題がないわけではありません。私自身が思いつくだけでも、3つの問題点があります。第1に、セロトニン機能の異常は、攻撃性だけでなく、うつ状態、不安、強迫、衝動性といった、実に広範な精神医学的問題との関連が指摘されており、自傷行為にかぎらない非特異的な所見であるという問題です。第2に、その知見が非特異的であるだけに、自傷行為の原因なのか結果なのかが判然としないという問題です。そして最後に、SSRIによる薬物療法に反応しない自傷行為も多数存在するという事実があります。したがって、セロトニン機能だけで自傷行為を理解することはできないと思います。

現在ではもはや有力視されていないものの、かつて提唱された自傷行為に関する理論モデルとしては、「キンドリング仮説」があります。これは、自傷行為を繰り返す者の大脳辺縁系では、てんかん発作を発現する閾値以下の放電が生じており（キンドリング現象）、これが自傷行為に関係しているという理論モデルです。ガードナーとコウドリー（Gardner & Cowdry, 1985）は、抗てんかん薬であるカルバマゼピンの投与で自傷行為が改善することがある、という臨床的観察にもとづいてこの仮説を提唱しました。

しかし、ファヴァッツァは、仮説の根拠となるような脳波の異常所見を同定しているわけではないこと、また、カルバマゼピンに反応する自傷行為はごく一部にすぎないことを挙げて、この仮説の妥当性を疑問視しています。私自身の臨床経験でも、カルバマゼピンによる薬物療法が奏効した自傷症例はほとんどなかったことから、「キンドリング仮説」に関してはファヴァッツァと同じ見解を持っています。

ともあれ、生物学的理論モデルだけで自傷行為を説明することは困難です。おそらくは、感情調節能力障害に関係する、何らかの生物学的脆弱性を基礎にしつつ、そこに個人の心理的要因あるいは社会や文化といった環境的要因が加わり、複雑に絡み合って自傷行為という現象が発現していると理解するべきでしょう。リネハン（Linehan, 1993）は、基底に存在すると想定される生物学的脆弱性自体にも、子宮内環境や幼少期の環境要因による中枢神経系の発達への影響が無視できないと指摘しています。そう考えると、自傷行為

は、生物学的-心理学的-社会学的な要因が複数、しかも重層的、もしくは入れ子状に絡み合うなかで発現すると理解すべきなのでしょう。

社会的環境の影響

1）暴力の観察学習

　私たちの調査（松本ら，2006b）では、自傷行為を繰り返す者は身体的虐待や性的虐待といった、自分が直接に暴力の被害を受けているだけではなく、両親間の喧嘩といった家族内での暴力場面に、繰り返し曝露されている者も多いことが分かっています。また柴山（2007）は、外傷体験に関連する病態であるはずの解離性障害の患者のなかでも、自傷行為や自殺企図を呈する解離性障害患者では、そうでない者よりも明らかに暴力の直接的な被害に遭っていたり、暴力場面を目撃していることが多いと述べています。

　こうした知見は、自傷行為を「暴力の観察学習」の結果と捉えうる可能性を示しています。バンデューラ（Bandura, 1977）によれば、幼少期に家族の暴力を目撃する体験は、恐怖・不安に喚起された高度な覚醒状態において、暴力の持つパワーを観察学習する場となってしまうといいます。もちろん、自傷行為と他害的暴力とはまったく同じとはいえませんが、自傷行為が意思疎通や操作の目的から用いられるとき、それは「決して反撃や復讐をされることなく、相手を攻撃し罪悪感を覚えさせる効果的な方法」（Walsh & Rosen, 1988）となり、一種の他害的暴力として機能するのもまた事実です。このように、暴力を観察学習した経験も、ある種の人に困難を解決するための選択肢として、自傷行為の優先順位を高めてしまうと思います。

2）自傷の伝染性とメディアの影響

　私たちの調査において、中・高校生の1割に自傷行為の経験が認められたことは、すでに述べた通りです。ところがクラス別に算出すると、意外なことが分かったのです。

　これは未発表のデータですが、クラスごとの自傷経験を調べてみると、クラスによって自傷経験者の割合が著しく異なり、自傷する生徒が非常に多い

クラスがある一方で、まったくないクラスもあることが分かったのです。この結果から、次のようなことが推測されます。すなわち、中・高校生の自傷経験率はどの学校でもおおむね1割前後だが、クラス単位では自傷行為の「伝染現象」が起きている可能性がある、ということです。

　自傷行為のような、人に強烈なインパクトを与える行動には強い伝染力があり、実際に自傷行為の「伝染現象」はいたるところで生じています。なかでも、若者が高い密度で集まっている場所や、厳しい規律で管理されている環境では自傷行為が生じやすく、また短期間で伝染が拡大してしまいます。たとえば、学校附設の寄宿寮、精神科の思春期病棟や閉鎖病棟、養護施設、少年院や刑務所などは、自傷行為の好発施設といえます。

　ただし、伝染は誰に対しても生じるわけではありません。最初に自傷行為をした者と似たように苦しい境遇にある者が、その行為を模倣する傾向があります。もしも最初に自傷した者が、自分にとって「自分もこうなりたい」という憧れの存在である場合には、その「感染力」はいっそう強いものとなるでしょう。

　ウォルシュとローゼンによれば、自傷行為の連鎖的な勃発は、まずは1人の自傷に対して別の者が共感して反応し、自傷するところから始まるといいます。なかでも被虐待経験を持つ者の場合、友人間の自傷行為に共感しやすく、自傷行為を介して結ばれた仲間意識（まるで「イニシャル彫り」とそっくりです）は異様な高揚感をもたらして、友人同士内における自傷行為に対する心理的抵抗感をいっそう低下させるようです。さらに、自傷行為の重症度が友人内でのヒエラルキーを決定する雰囲気が生まれてしまうと、友人間で競い合い、強化し合うようになり、自傷行為は集団のなかでたちまち拡大してしまうことがあるというのです。

　このような伝染現象は、テレビや音楽、小説、漫画といったメディアによっても引き起こされる可能性があります。メディアの影響による伝染としては、すでに自殺行動の伝染がよく知られています。シュミトケとヘフナー（Scmidtke & Häfner, 1988）は、ドイツで放映された『ある学生の死』という連続テレビドラマが、自殺行動に与えた影響について興味深い報告をしてい

ます。

　そのドラマでは、毎回のように男子学生が鉄道自殺をするシーンが描かれていましたが、このドラマ放送後から数週にわたって、ドイツでは鉄道自殺が増加したのです。特に注目すべきは、ドラマのなかで自殺した者と性別や年代が同じ者が多く見られたという事実です。これらの自殺行動は、年代や境遇といったものが共通している者に対して、強い「感染力」を持つ傾向があるのです。

　同じくホートンらも、テレビドラマによる自殺行動への影響を実に克明に報告しています。英国では、パラセタモール（アセトアミノフェン）という鎮痛解熱薬を過量摂取するシーンが出てくる『緊急医療室』というテレビドラマが放映されたところ、その後、過量服薬により医療機関に救急搬送される患者が、放映1週間後で17％、2週間後で9％も増加したというのです。

　同じ現象は、わが国でも見られました。1986年の4月、当時トップアイドルであった岡田由希子さんが飛び降り自殺をしたことを記憶されている方もいると思います。連日、テレビや新聞・雑誌がこの事件を大々的に報道しましたが、事件後の2週間で30数名の若者が、同じく飛び降りという方法で自殺をしました。

　自傷行為にもこれと同様のことが起こります。わが国では、インターネット上には数多くの自傷関連サイトが存在し、ときには自傷直後の生々しい傷の写真、さらには、まさに自傷をしている状況の動画までもが掲載されています。こうしたサイトは、一方で孤独感にさいなまれている自傷者に「あなた一人ではない」という慰めを与える反面、自傷行為をしたいという欲求を刺激してしまう可能性もあります。

　これと同じことが音楽でも見られます。たとえば、私が出会った自傷患者のなかには、"Cocco"という女性アーティストのファンであるという人が少なくありませんでした。彼女の音楽には、リストカットを題材にしたものがあり、自身の腕にも自傷行為によるものと想像される傷跡が残されています。おそらく彼女のファンという自傷者のなかには、その音楽で癒される一方で、ときには自傷衝動も刺激されることがあるのではないかと思います。

このように考えてみると、本書の冒頭で触れた、リストカット少女を主人公とする『ライフ』という漫画、あるいはアイドルタレントのリストカット告白といったものが、子どもに与える影響が危惧されるところです。もちろん、メディアによって取り上げられることで、自傷行為に対する偏見を除去し、自傷する若者を孤立から救い出すという意義はあります。しかし他方で、若者たちの自傷行為に対する心理的抵抗感を弱めてしまう可能性にも常に配慮が必要でしょう。

ともあれ、自傷行為が発現するメカニズムを考えるとき、生物学的要因や心理学的要因だけでなく、こうした社会文化的な要因が与える影響も考慮に入れておく必要があるといえるでしょう。

本章のまとめ

本章では、自傷行為の発生要因について、個人の心理社会的背景や生物学的メカニズムの影響、さらには環境や社会・文化の影響といった多次元的な観点から論じ、それぞれの文脈のなかで自傷行為が持つ機能について明らかにしました。

次章では、自傷行為を一種のアディクション（嗜癖）と捉える視点から、そのアディクション的行動を続けることが、人にどのような影響を与えるのかについて考えてみたいと思います。

第5章

自傷行為というアディクションがもたらすもの

気分を変えるための行為

　ファヴァッツァは、自傷行為に関する大著『包囲された身体：Body Under Siege』(邦題『自傷の文化精神医学』)のなかで、自傷行為を「明確な自殺目的を持たずに、意図的に身体の一部に損傷を負わせることであり、しばしば気分を変えるために行われる」と定義しています。

　この「気分を変える」という目的から、ある行動が強迫的に繰り返される現象のことを、アディクション(嗜癖)といいます。最もわかりやすいのは、アルコールや薬物などの物質に関するアディクションでしょう。「嫌なことを忘れるために」「憂さ晴らしのために」「ハイな気分になりたくて」といった理由から飲酒したり、覚せい剤や大麻といった依存性薬物を使用するのです。

　しかし近年では、このアディクション概念は様々な問題行動や人間関係のあり方にまで拡大され、過程(プロセス)嗜癖や関係嗜癖と名づけられています。たとえば、何らかの不快気分への対処として、あるいは気分を高揚させるためにギャンブルや買い物に没頭し、いつしかそうした行動を自分ではコントロールできなくなる病態は、「ギャンブル依存症」や「買い物依存症」としてよく知られるようになりました。また「相手のことを憎み、軽蔑しながらも、相手から離れることができない」といった関係性は、いわば人間関係の依存症として、「共依存」と呼ばれています。

　自傷行為もまたアディクションなのでしょうか？　だとすれば、それはどのようなアディクションであり、アルコールや薬物の依存症のように繰り返

されるなかでエスカレートしていった結果、最後はどこへたどり着くのでしょうか？　これが本章のテーマです。

自傷行為はアディクションなのか

　元自傷者にして、現在は作家であるケトルウェル（Kettlewell, 2000）は、自伝的小説『スキンゲーム』（佐竹史子訳，青山出版社，2001）のなかで、次のように書いています。

> 「自傷を繰り返すようになったのは、それが役立つからであった。身体を切ると、しばらくは楽な気分になった。人生に怯えずにすんだ。私は自分の手に負えない混沌をひどく怖れていた（中略）……混沌はつねに城壁を浸食し続ける。だから私は、城壁を補強するべく自傷したのだ。切ることで、過去と未来、自分と他人、混沌と明晰を分かつ線を引く。私は、まだこちら側にいるのだ、と自分を励ましながら、刃物で皮膚に境界線を引くのであった」

　この文章から分かるのは、自傷行為が「人生に対する怯え」を減らし、作者であるケトルウェルを「楽な気分」にさせてくれるということです。いいかえれば、自傷行為は怯えや緊張、苛立ちといった不快な気分を変えるのに有用なものということになります。

　確かに自傷行為には「気分を変えるために」行われることが少なくありません。自身の臨床経験を振り返ってみても、多くの患者が自傷する理由として、「気持ちがスッキリするから」「イライラを解消するために」などと語っていました。なかには「やめたいけどやめられない」「切っているうちにエスカレートする」「癖みたいなもの、暇だとつい切ってしまう」というように、はっきりとその習慣性を訴える患者もいました。そのなかでも、ある20代の女性の自傷者が私に語ったことは、特に印象に残っています。

　「自傷行為を行っていて一番怖かったのは、その行為が癖になってしまう

ということです。初めは『なんとなく』という感じで行った行為が、気がついたときには日常的な行為になっていました。自己嫌悪と自傷行為の悪循環が永遠のループのようになり、さらには、そこから抜け出したいのに抜け出すことさえ怖いという状態でした。自傷行為を行っている自分が嫌で仕方ないが、そこから変わるということが非常に恐怖でした」。

　自傷行為が持つ嗜癖性については、かねてより一部の海外の研究者によって指摘されてきました。ファヴァッツァとコンテリオ（1989）は、240名の習慣的自傷者の調査結果から、その71％が自傷行為を「アディクションである」と感じていたと報告しています。

　また、フェイエ（Faye, 1995）は、自傷行為の場合には、アルコール依存症のような耐性上昇や離脱症状といった生理学的特徴は明らかではないと断りつつも、自傷行為とアルコール・薬物依存症にはいくつかの共通点があると指摘しています。そして、それらの共通点として最大のものは、それらの行為によって一時的に不快な感情から解放されるものの、繰り返すなかで最終的には自尊心の低下、恥の感覚、罪悪感、孤独感をもたらすという点であると述べています。

　ターナー（Turner, 2002）にいたっては、さらに明確に自傷行為を依存症として捉えています。彼女は、自傷行為をアルコール依存症と同じアディクションと見立てた上で、アルコール依存症の自助グループであるアルコホリクス・アニノマスの12ステッププログラムに沿った、自傷行為からの回復プログラムを提唱しているのです。

　私たちは、精神科クリニックに通院中の女性患者のうち、少なくとも「1回以上の自傷行為の経験のある者」81名を対象に、自傷行為の習慣性・嗜癖性に関するアンケート調査を行っています（表5-1）。その結果この条件で集められた対象のうち、「10回以上の自傷経験」がある者が72.8％にもおよんでおり、多くの自傷経験者が習慣的にその行為を行っている可能性が示唆されました（松本と山口, 2005a）。また「自傷をやめたいと思ったことがある」と回答した者が79.0％、「やめようと誓ったのに自傷してしまったこと

表5-1 自傷行為の習慣性・嗜癖性に関するアンケート結果

	N=81
最初に自傷した年齢（歳［標準偏差］）	19.9 [7.2]
自傷をしていた期間（年［標準偏差］）	6.1 [5.8]
10回以上の自傷経験	59（72.8%）
自傷創の縫合処置を受けた経験	25（30.9%）
自傷を止めたいと思ったことがある	64（79.0%）
止めようと誓ったのに自傷してしまったことがある	62（76.5%）
自傷は癖になると思う	68（85.0%）
生きるためには自分には自傷が必要である	17（21.0%）

がある」と回答した者が76.5%、「自傷は癖になると思う」と回答した者が85.0%に認められました。この結果は、自傷経験者の大半が習慣的に自傷行為を繰り返しており、しかも自身でその嗜癖性を自覚し、意志によってその行為をコントロールすることに失敗した経験があることを意味していると思います。

このことは、自傷行為がアディクションなのかどうかを考えるうえで重要なポイントだと思います。なかでも、多くの自傷患者が「やめようと誓ったのに実行してしまったことがある」と自覚していることに注目すべきです。この質問文は、米国精神医学会の診断基準：DSM-Ⅳ-TRにおける物質依存の診断基準の1つである「物質使用を中止、または制限しようとする持続的な欲求または努力の不成功のあること」という項目を参考にして作成されたものです。したがって、ちょうどアルコール依存症患者が飲酒を控えよう、やめようと決意しながらも飲んでしまったり、飲酒してはならない場面や状況で飲んでしまうのと同じ現象が、自傷行為でも見られる可能性があることを意味しています。

私は、アディクションとなりやすい物質や行動には、3つの共通した特徴があると考えています。すなわち、(1)その物質や行動は、快楽を惹起する効果もしくは不快気分を解消する効果があり、(2)そうした効果はきわめて即効的に発現し、(3)他者を介在しない、一人でもできるものであること、という

特徴です。そして、自傷行為はこの３つの特徴を備えています。

　前章で述べたように、習慣的に自傷行為を繰り返している者にとって、自傷行為には（そのメカニズムが、エンケファリン産生によるのか解離によるものなのかはともかくとして）、一種の心理的無感覚状態を引き起こすことで精神的苦痛を緩和する効果があり、その効果は即効的な性質を持っています。

　とはいえ、ひとたび自傷行為を経験すれば、誰でもそれがアディクションとなるわけではありません。ラザルスとフォルクマン（Lazarus & Folkman, 1984）は、人の対処行動には「問題焦点型」と「情動焦点型」の２つの様式があると述べています。問題焦点型とは、ストレスの原因となっている不快な環境に働きかけ、状況を能動的に変化させようとする対処パターンを指しており、一方の情動焦点型とは、不快な環境を避けたり、気にしないようにしたり、忘れるようにしたり、ヤケ酒を飲むなどして、ストレスに対する自分の情動反応を変化させようとする対処パターンを指しています。

　たとえば、他者からの暴言のために強いストレスを感じた場合のことを想像してみて下さい。建設的かつ根本的な問題解決策は、「今の発言はあんまりじゃないかな。とても傷ついた。言い直してほしい」などと訴える方法で、自分にとって不快な環境を変えていくことでしょう。しかし、このやり方は、ややこしい議論と時間、そして何よりも勇気を要するという点で、かなり手間のかかる方法といえます。それならば、自傷行為によって不快な環境ではなく不快になっている自分の感情を変え、不快な環境に過剰適応したほうがはるかに速く解決するわけです。自傷行為の持つ、手軽かつ即効的に苦痛から解放されるという効果は、それ自体が行動療法でいうところの「報酬」となって、この行動を強化することとなります。

　要するに、自傷行為を繰り返す若者たちは、ややもすると情動焦点型の対処をしてしまう傾向があるわけです。彼らのなかには、自らの不快な感情を認識し、それを言語化する能力が乏しい者が多く、不適切な環境に対して能動的にかかわることが苦手であることが少なくありません。もちろん、苦手なのは彼らだけの責任とはいえません。社会的に孤立していたり、人を信用できなくなるようなつらい体験を持っていたり、人に相談しがたい秘密を背

負っているような場合には、ストレス対処のパターンが情動焦点型に傾くのは、ある意味、当然のことといえるでしょう。

情動焦点型傾向が顕著な者にとって、自傷行為がもたらす効果は、自分の情動状態をいつでもどこでも手軽に、そして瞬時に変化させてくれる、すばらしい麻薬のようなものであり、その報酬効果はきわめて強力なのです。彼らが自傷行為という苦痛への対処方法を発見した場合には、またたく間に自傷行為はアディクションと化してしまうといえるでしょう。

自傷行為の嗜癖化プロセス

アディクションの本質は、エスカレートするなかで当初の目的を見失い、いつしか行為の主体性を失ってしまう点にあります。自傷行為にも同様の特徴が見られます。当初は、自ら主体的に自傷行為をすることによって自分の感情をコントロールしていたつもりが、気がつくと自傷行為にコントロールされ、振り回されている自分がいるわけです。そのような観点から、私はかねてより「自傷行為の嗜癖化プロセス」（図5-1参照）なる臨床上の作業仮説を提唱してきました（松本と山口, 2005b）。

以下に、この仮説について説明しましょう。

```
絶望感(「誰も助けてくれない」)
          ↓
自分をコントロールするための自傷行為
          ↓
自傷行為の治療効果が減弱
          ↓
他の手段(過量服薬など)への移行・重要他者による発見
          ↓
周囲をコントロールするための自傷行為
          ↓
自分も周囲もコントロールできなくなって再び絶望
          ↓
他の手段(過量服薬など)への移行・自殺企図
```

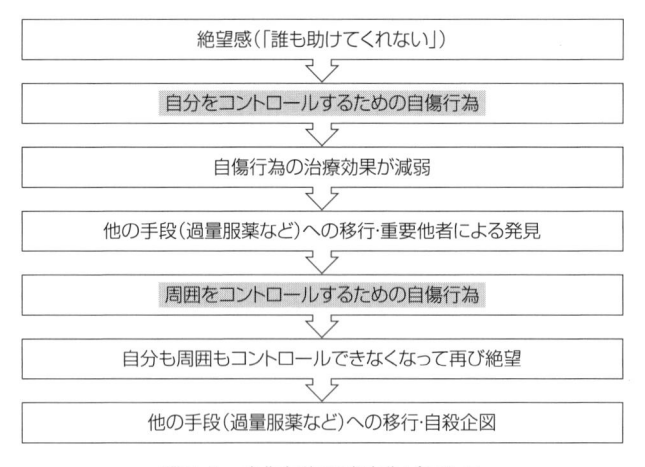

図5-1　自傷行為の嗜癖化プロセス

1）自分をコントロールするための自傷行為

　私たちの調査（山口ら，2004：Matsumoto et al, 2008b）によれば、自傷行為が開始される年齢は、おおむね 12 〜 13 歳頃です。ファヴァッツァらの調査（1989）では、自傷行為の平均的開始年齢は 12 歳、ホートンらによれば、11 〜 13 歳とされていることを考えると、国を問わず、小学生から中学生へと移行する思春期の始まる時期に自傷行為が始まるといえるでしょう。

　では、最初の自傷行為はどのような経緯からなされるのでしょうか？

　これまで私は、自傷行為は決して失敗した自殺企図ではないと述べてきました。しかし、自身が行ってきた多くの自傷者との対話から、人生最初の自傷にかぎっていえば、実は自殺の意図があることが少なくないという印象を抱くに至っています。おそらくその致死性の予測は様々だと思いますが、最初の自傷行為には自殺の意図があったと語る自傷者は意外に多いのです。典型的な例を挙げてみましょう。たとえば、家庭や学校で繰り返し自分を否定される体験をしている子どもがいたとします。それは、虐待やいじめといった明確な形かもしれませんし、試験で 90 点を取っても常に「なぜ 100 点じゃないのか」と親から責められるような、不明瞭なかたちでもよいでしょう。いずれにしても「今のあなたではダメだ」というメッセージであることにかわりはありません。

　おそらくその子どもは、自らのことを「自分は要らない子」「余計な子」と認識していることでしょう。最初のうち、このつらい状況について周囲の大人の誰かに相談するかもしれません。しかし、大人たちは「がんばれ」「おまえも悪い」「やられたらやり返せ」とお決まりの反応をしたり、そもそも大人自身が自分の問題に夢中であるために、その子の訴えに耳を傾けられなかったりするかもしれません。やがて子どもは「誰も信じられない」「もう誰にも助けを求めない」という思いに駆られ、「消えてしまいたい」「いなくなってしまいたい」という感覚がわき起こります。

　この感覚は、いわば消極的で漠然とした自殺念慮といってよいものです。この頃には、高いところに上るたびに「ここから落ちたら（あるいは、飛び

降りたら）どうなるのだろうか？」などといった空想を繰り返すようになる子どももいます。そしてあるとき忍耐の限界に達して、子どもは自殺の意図から刃物で自分を切るわけです。もちろんその傷は、客観的には「馬鹿げたかすり傷」にしか見えない軽症のものですが。

いずれにしても、その自殺企図は誰にも知られることのないまま行われ、やはり誰にも知られることのないまま、失敗に終わったことになります。しかし代わりに、子どもはそれまで自分の胸を圧迫していた「心の痛み」が霧散しているのを（すなわち、自傷行為の持つ「鎮痛」効果を）発見します。「死にたいほどのつらさ」も、うまくコントロールできるわけです。

おそらく子どもはこう思うのではないでしょうか？　「これさえあれば、誰の助けがなくても生きていける」。そして、「生きるために」（あるいは、死なないために）自傷を繰り返すようになります。大抵は周到に人目を避け、誰にも見つからないようにして自傷行為におよびます。これは先述した「情動焦点型」の対処であり、いわば「自分をコントロールするための自傷行為」のはじまりです。

2）自傷行為の治療効果減弱とコントロール喪失

しかし、自傷行為の「鎮痛」効果には、麻薬と同様、「耐性」を生じやすいという性質があります。当初は週に１回自傷すれば不快感情に対処できていたものが、次第にその効果が薄れ、３日に１回、毎日、日に数回という具合に、徐々にその頻度を増やさなければならなくなるのです。しかも「鎮痛」効果を維持するためには、より多くの場所に、様々な方法で自分を傷つける必要があります。そのため、手首や腕だけでは足りなくなり、他の身体部位を切ったり、さらには切るだけではなく頭を壁に打ちつけたり、火のついたタバコを皮膚に押しつけるようになります。なかには、より深く切らなければならなくなり、稀ではありますが「意図せず」致死性の高い身体損傷におよんでしまう場合もあり得ます。

もう１つ困ったことがあります。こうした対処を繰り返すうちに、ストレス耐性が低下し、以前ならば気にも止めなかった出来事にも不快感情が生じ

るようになってしまうのです。最初は「生きるか死ぬか」といった苦痛に対して自傷行為という対処を用いていたはずが、いつしか「友人の態度がそっけなかった……嫌われているのかも」といったささいな出来事に対しても、自傷しないではいられなくなるわけです。この現象は、あたかも手術後の激しい疼痛に対して鎮痛剤を用いた人が、いつしかその鎮痛剤を常用するようになり、朝、目が覚めたときに「なんとなく頭が重い」だけでも鎮痛剤が欲しくなることに似ています。

このようにして、自傷行為の治療効果が減弱する一方で、ストレス耐性が低下する事態を呈すると、自傷行為にはもはや自分をコントロールするパワーがなくなってしまいます。すなわち、いくら切っても埋め合わせがつかない状態——「切ってもつらいが、切らなければなおつらい」状態に陥るわけです。これは、アルコール依存症患者が呈する連続飲酒発作と同じ、コントロール喪失の状態といえます。ファヴァッツァのいう「反復性自傷行為」は、まさにこのような状態を指しているといえます。

この段階に到達した自傷者がとる行動は、次の２つのいずれかであることが多いように思います。１つは、不快感情を軽減もしくは「リセット」する方法として、過量服薬（この時期には、まだ精神科を受診していない人が大半なので、通常は市販されている鎮痛薬・感冒薬などを過量摂取します）のような他の自己破壊的行動の様式に移行するというものです。もう１つは、さらに自傷行為に固執して、周囲にこの秘密の儀式が露見するという事態です。

3）周囲をコントロールするための自傷行為

自傷行為に対するコントロールを失い、むしろ自傷行為にコントロールされる状況になると、自傷者はもはや周到に人目を避けて自傷する余裕を失います。まもなく、ゴミ箱に無造作に投げ込まれた血のついたティッシュ、あるいは、洋服で隠せない場所につけた傷などが家族や教師の目に触れることとなり、彼らの秘密の儀式は露見してしまいます。当然ながら、周囲は騒然とし、これを機に何らかの専門的援助につながります。彼らが精神科医療機関やカウンセリング室を訪れるのは、通常はこの時期です。

皮肉なことに、自傷行為は発見されることで、再びそのパワーを取り戻します。そのパワーとは、精神的苦痛に対する直接的な「鎮痛」効果ではありません。「余計な子」「要らない子」というアイデンティティを持ち、「いなくなってしまいたい」「消えてしまいたい」と感じている彼らが、自分の存在価値や重要他者との絆を確認することを通じて間接的に得られる「鎮痛」効果なのです。というのも、彼らが自傷を繰り返すことで、家族や友人、恋人、さらには援助者（精神科医やカウンセラー）を一喜一憂させ、自分から離れていこうとする人との絆を一時的に回復させることができるからです。周囲の人間は彼らに注目し、まるで腫れ物に触るように接することを強いられ、いつもならば口をついて出てしまう非難や苦言も飲み込むことを余儀なくされます。

　要するに、彼らは自傷行為を通じて家族内ヒエラルキーにおける下剋上を実現できるパワーを手に入れるのです。そして、そのパワーに「酔う」ことで、彼らは自らの内にある「いなくなってしまいたい」「消えてしまいたい」という気持ちから意識をそらします。この段階は、まさに「周囲をコントロールするための自傷行為」といえます。なお、従来境界性パーソナリティ障害に特徴的とされる「演技的・操作的な」自傷行為は、この段階で見られる自傷行為を指していると思われますが、注意すべきことは、自傷行為は最初から演技的・操作的な目的からなされるのではなく、あくまでも経過のなかで二次的に出現してくるものだということです。

　この「周囲をコンロトールするための自傷行為」の時期は、あまり長くは続きません。自傷行為を発見されることで得られたように見えた、周囲との「絆」は、大抵の場合、一時的なものにすぎないからです。家族、あるいは友人や恋人は、自傷の行為に驚くほど早く慣れてしまいます。自傷行為に振り回されることに疲れ果てた家族、さらには援助者までもが、次第に自傷行為に対して冷淡な態度をとるようになっていきます。「死ぬ気もないくせに」「好きで切っているんだから」「自分で救急車を呼べば」などの辛辣な言葉が浴びせられることもあります。

　これはきわめて危険な状況です。この段階にいたると、自傷行為によって

自分をコントロールすることも、周囲をコントロールすることもできなくなっています。自傷者は完全に無力化され、幼少時より胸のなかに抱えていた、「要らない子」「余計な子」という否定的な自己イメージが再びわき起こり、これまで自傷行為に「酔う」ことでそこから意識を逸らしていた「心の痛み」——すなわち、「消えてしまいたい」「いなくなってしまいたい」気持ちが再び彼らを苛み、最初の自傷行為のときに存在していた自殺念慮が、明確に意識されるようになります。もしも、すでに精神科に通院していたならば、自殺の意図から処方された向精神薬を過量服薬するでしょうし、過量服薬する薬がなければ、別の自己破壊的な手段をとるかもしれません。このように、彼らは自殺の意図から行った最初の自傷行為から、様々なプロセスを迂回して、再び最初と同じ場所に戻ってきてしまうことになります。

自傷行為から自殺企図へ

1）生きるための自傷行為が「死」をたぐり寄せる

ある17歳の女性患者は、両親からのネグレクトや学校でのいじめといった苛酷な環境を生き延びるために11歳から自傷行為を始めましたが、さまざまな経過から、15歳で自傷行為をやめようと決意して、自分なりに努力をし、少なくとも2年間はやめ続けていました。彼女は、自分が自傷行為をやめようと思ったきっかけについて、次のように私に語ったことがあります。

「自傷行為をしている人は、他の人から自分を否定されてきた方が多いと思います。私もそうでした。『生きるために自傷しているのだから、それをやめる権利は誰にもない』——家族や医者から『やめなさい』と言われるたびに、私はそう思ってきました。ただ、自傷行為をしていると、必ず先には死が見えてきてしまうんです。だんだん痛みに慣れていって、大量の血にも動じなくなってしまうんです。最初はそんなこと考えなかったのに、いつのまにか死への憧れみたいなものに、少しずつ囚われている自分に気づいたんです。悩んで苦しんで、それでも『頑張って生きよう』『絶対に死なない』と強く思って始めたはずの自傷行為が、死に繋がってしまうのはあまりにも悲しい……そう思ってやめようと決心したのです」。

私は、嗜癖化した自傷行為がエスカレートした果てに行き着く先は、自殺であると考えています。私たちの研究では、精神科通院中の女性自傷患者のうち、18.9％が1年以内に医療機関で治療が必要なほど重篤な過量服薬を行っており（松本ら, 2006a）、22.4％が3年以内にきわめて致死性の高い手段・方法で自殺企図におよんでいることが明らかにされています（松本ら, 2008）。また、オーウェンズら（Owens et al, 2002）のメタ分析によれば、10代のときに自傷行為を行った若者が、10年後に自殺既遂で死亡している確率は、400〜700倍に高まるといいます。
　このことは、自傷行為はその行為だけを見れば、様々な点で自殺企図とは異なりますが、しかし長期的には自殺の危険因子であることを示しているといえるでしょう。
　確かに、習慣的に自傷行為を繰り返している人たちのなかには、「生きるために自傷している」と語る者も少なくありません。しかし、考えてみれば「生きるために」自分を傷つけなければならない事態とは、それ自体、相当に危機的な状況なのではないでしょうか？　そして、その危機的な状況を生き延びるために、一見するとたわいない行動を繰り返して、一時しのぎを続けるわけです。あたかも破産寸前の経営状況を、怪しい金融業者からの借金でしのいで破産を回避し続け、気づいたときには当初の何倍もの莫大な借金が膨れ上がってしまうように、「生きるため」の自傷行為を繰り返すことで、かえって死をたぐり寄せている可能性があるとはいえないでしょうか？

2）死への「迂回路」としてのアディクション
　私は、「生きるため」の行為の反復が結果的に死をたぐり寄せている、という現象こそが、実はアディクションの本質ではないかと考えています。
　アルコール依存症を例にとってみましょう。メニンガーは、かつてアルコール依存症のことを「慢性自殺」と呼びました。その言葉は、いますぐ自殺してしまうことを回避するために（＝生きるために）ゆっくりと自分を傷つけて延命を図る行為を意味していました。しかし、自殺予防の専門家のあいだでは、アルコール依存症はうつ病と並んで自殺と密接に関連する精神障害

であることが知られています。

これに関連して、アルコール依存症専門医である辻本士郎（2009）は、親しみのある言葉で巧みに語っています。

> 「飲んでいる人は、心が死に向かっています。生きたいのと死にたいのと、両方あるんですよ。生きることと、死ぬこととの、真ん中のようなところにいて、最初はなんとか生きていくために飲んでいたのが、飲むためにさまざまな努力をしたり、抵抗したりしているうちに、ただ飲みたいだけになってくる。だんだんと、生きるために飲んでいるのか、死ぬために飲んでいるのか、わからへんようになってくる。もう死んでもええわ、どうでもええわ、と思いながら、飲んでいる部分がある。俺から酒をとったら何が残る、というのはこの段階です。酒は疫病神だとわかっているけれども、もうこの疫病神と一緒でいいやという気持ち、それが『慢性自殺』です」

中高年の男性たちが、日々の生活から生じる「心の痛み」を誰にも相談せず、アルコールで蓋をしてどうにかこうにかその日を生き延びる。しかし、そんな一時しのぎをしたところで、「心」に痛みをもたらす根本的な原因は何も変わっていない。それどころか、問題はますます巨大で複雑になり、気づくとアルコールに溺れている自分がいるが、もうどうにも引き返せない——。

このように、生き延びるためのアルコールが、皮肉にも死をたぐり寄せる可能性があります。あるいは、最近10年あまりの中高年男性の自殺の背景にも、うつ病だけでなく、こうしたアルコールの問題が潜んでいるのかもしれません。

いずれにしても、アルコール依存症であれ自傷行為であれ、その瞬間を生き延びるためのアディクションとは、結局のところ「死」への迂回路に過ぎない場合が少なくないように思います。

3)「感情語」の退化

　自傷行為による「身体の痛み」には、一時的に「心の痛み」を抑えるという不思議な鎮痛効果があります。そしてこれまで述べてきた通り、ある種の人たちはきわめて速やかにその「身体の痛み」に慣れていき、より強烈で新鮮な「身体の痛み」を求めて自傷行為が嗜癖化します。その嗜癖化プロセスの果てに自殺念慮が高まったり、自殺企図におよんでしまうのはなぜでしょうか？

　私は、自傷行為によって「心の痛み」を言葉にしないで「身体の痛み」で抑えつけることは、自分の感情を無視し、「何も感じないようにすること」「何も起こらなかったことにすること」だと考えています。実際、自傷を繰り返す患者の治療をしていると、そのことを痛感させられます。たとえば、毎週おこなわれる面接の最初に、私が「この１週間、調子はどうだった？」と質問すると、患者は「別に何も……」「変わりなかったです」「普通でした」などと答えるわけです。

　しかし、そんなはずはないだろうと思うのです。現に、彼らの腕には多数の新しい傷跡が追加されているのです。いくら「アディクション」になっているからといって、何も起こらないときに切るはずはありません。そこで、時間をかけて１週間の様子を思い出してもらうと、やはりいろいろとつらい感情に襲われるような体験をしているのです。そんなときに自傷すると、つらい感情も、その感情の原因となった出来事の記憶も、忘れてしまいます。自傷行為におよんだ後では、自分が何に傷ついて自傷したのかを思い出せなくなっているという人がかなりの数いるのです。

　自傷者は、単に自分の皮膚だけを切っているわけではないのです。皮膚を切る瞬間に、つらい出来事の記憶も、つらい感情に襲われたことも、自分の生活や人生から「切り離されて（＝ cut away）」しまうわけです。あるいはこう言いかえてもよいでしょう。自傷行為とは、あたかも「臭いものに蓋をする」ように、「身体の痛み」を使って「心の痛み」に蓋をして、「何も起こらなかった」「何も感じなかった」ことにしてしまうことなのです。

　このようにして、次から次へと「心の痛み」に蓋をしていく行為を繰り返

していると、どうなるのでしょうか？　たとえば、手ひどい侮辱を受けたとき、「悔しい」「悲しい」「ぶっ殺してやりたい」などといったつらい感情を自覚するよりも、すぐに自傷行為を用いて、すばやく心のなかにある「汚物入れ用バケツ」に蓋をしてしまうわけです。そのすばやさは、それがどんな感情であったのかを確認する暇さえないほどです。そしてその結果、自傷者の心のなかでは、ある変化が生じます。すなわち「自分はいま怒っている」「自分はいま傷ついた」などといった感情語が退化し、体験する感情に名前を与えられず、自分がいまどんな感情を体験しているのかを把握できなくなるのです。もはや、彼らは自分が何に傷ついて自傷したのか、思い出せなくなっていることでしょう。

4) 自殺念慮の出現

　感情語が退化してくると、心はあたかも「仮死状態」となったかのような無反応を呈します。悔しく腹立たしい出来事、あるいはショックな出来事に遭遇しても何も感じず、涙も出なくなります。実際、「もう何年も泣いたことがない」という自傷者は意外に多いのです。

　もちろん、この仮死状態のおかげで、何が起きても傷つかないですむというメリットはあります。しかし、その代償は高くつくというべきでしょう。というのも、つらい出来事があっても何の感情も沸かなくなり、ただ唐突に自分を切りたい衝動や焦燥感が異様に高まるだけの状態に陥ると、あっという間に自傷行為に対するコントロールが利かなくなってしまうからです。そして「汚物入れ用バケツ」に投げ込まれた、名前を与えられていない感情は次から次へと蓄積し、あふれ出さんばかりになっていきます。そうなると、いくら上から蓋をおさえても、それに対抗して出ようとする勢いを抑止することはできず、一部があふれ出てきてしまうわけです。

　自傷行為を繰り返す人は、しばしば突発的に、あるいはほんの些細なきっかけから、「消えてしまいたい」「いなくなってしまいたい」という漠然とした、消極的な自殺念慮を感じることがあります。実は、それはいくら蓋をしてもおさえきれずに「名無しの感情」があふれ出ていることを示すサイナ

のです。さらに、あふれ方が強くなれば、「死にたい」という、より明確な自殺念慮として自覚されるでしょう。要するに、生きるために感情を抑えつけ、感情語を退化させていくことが、最終的にその人を「死」へと近づけてしまうのです。

　いいかえれば、自傷行為は自殺企図とは異なりますが、同時にそれは、長期的には自殺につながる自殺関連行動でもあるともいえるでしょう。ウォルシュとローゼンは次のように述べています。「自傷行為を繰り返す者の多くは死ぬために自分を傷つけているわけではないが、傷つけていないときには漠然とした『死の考え』にとらわれていることが少なくない。そして、あるとき、いつも自傷に用いているのとは別の方法で、自殺企図におよぶ」。さらに、自傷行為が持つ治療的な効果が消失してきた場合には、特に自殺の危険が高まっている可能性があるとも指摘しています。

　実際に対応したことのある援助者ならば知っているはずですが、確かに、自傷行為におよんだ者が、傷の手当てを求めて学校の保健室や救急外来を訪れるときには、大抵「切っちゃった」などとケロリとした態度で話し、どこか深刻味のない、落ち着いた様子でいるものです。この深刻味のなさが援助者をして油断させるのですが、この段階で丁寧に対応することこそが大切であると思います（具体的な対応方法については、第Ⅱ部で詳しく述べます）。逆にいえば、もしも自傷者が「まだ切りたい！」「お願い、今すぐ切らせて！」などと切迫した様子を見せている場合には、自傷行為の治療効果がかなり弱まっている可能性があります。自殺の危険に関する慎重な評価を行い、緊急対応の是非について検討する必要があるでしょう。

自傷者の自殺行動

1）自己破壊的行動スペクトラム

　自傷者がふだん自傷行為に用いている手段・方法によって、自殺企図におよぶことはきわめて稀なことです。その点について、ある自傷者が私に語った言葉は非常に印象的でした。「生きるためにしてきたことを、死ぬために使いたくない」。自殺を考える自傷者の多くが、別の手段・方法を用いて自

殺を試みるものなのです。

　私自身、これまでに2名の自傷患者の自殺を防ぐことができず、不幸にして亡くなられた体験がありますが、いずれの症例も、最後に用いた手段・方法は、縊首（首吊り）もしくは高所からの飛び降りでした。その2名の患者に共通していたのは、長い年月にわたるリストカットなどの自傷行為歴があることでした。しかししばらくすると、自傷行為ではなく過量服薬へと移行し、今度は頻回に救急医療機関に搬送されるようになりました。繰り返すたびに服用する薬剤の量は多くなり、その間隔は短くなっていきました。当然ながら、救急病院と精神科病院への入院を繰り返し、それに伴い、家族はもちろん、援助者である私まで疲弊してきました。そして最終的に、きわめて致死性の高い手段で自らの命を絶ったのです。

　この体験は、私自身にとってもきわめて衝撃的なものでした。自分としてはベストを尽くしていたつもりではありましたが、今にして思えば、当時の自分には自傷行為のリスクアセスメントに関する知識が不足していたという反省があります。個人的な話になりますが、これらの出来事は、どのような臨床的特徴を持つ自傷患者が自殺のリスクが高いのか、という問題について研究を進める直接的なきっかけとなりました。

　ところで、自殺のリスクが高い自傷患者にはどのような臨床的特徴が見られるのでしょうか？　私たちの研究（松本ら，2005a；2005b；2006a；2008）からは、比較的致死性の高い自殺行動におよぶ自傷患者には、以下のような特徴があることが分かっています。(1)拒食や過食・嘔吐といった摂食障害的傾向があり、(2)アルコール・薬物乱用が認められ、(3)過去に処方薬や市販薬の過量服薬をした経験があるという特徴です。要するに自傷行為に加えて、摂食障害やアルコール乱用といった「間接的な自己破壊的行動」を持っており、過去に過量服薬をしたことのある人が自殺のリスクが高いということになります。

　さらに、私たちの別の研究からは、過量服薬の経験のある自傷患者は、自傷期間が長いことも明らかにされています。このことは、長年自傷行為を繰り返すあいだに、過量服薬という致死性の予測が困難な自己破壊的行動へと移行する傾向があることを示唆します。

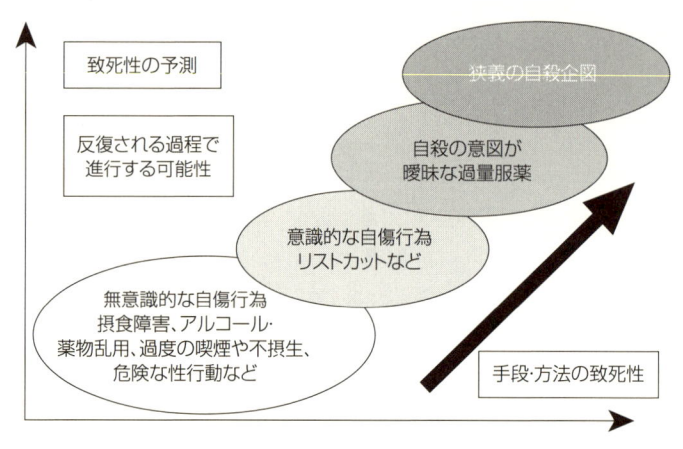

図5-2　自己破壊的行動スペクトラム

　要するに、摂食障害やアルコール・薬物乱用、自殺の意図によらない自傷行為、意図のあいまいな過量服薬、致死性の高い狭義の自殺行動とのあいだには、「故意に自分の健康を害する」症候群の連続的な関係が存在し、それぞれのあいだを相互に移行しながら、時間経過に伴って、より致死性の高い自己破壊的行動へと進行していく可能性があると考えられるのです。
　ここまで述べてきた、様々な程度の自己破壊的行動相互の関係は、縦軸に「致死性の予測（あるいは、自分を傷つける意図）」をとり、横軸に「身体損傷の致死性」をとると、図5-2のような自己破壊的行動スペクトラムとして示すことができます。

２）無意識的な自傷行為
　自己破壊的行動スペクトラムのなかで、「致死性の予測」と「身体損傷の致死性」が最も低い行動として、摂食障害やアルコール・薬物乱用があります。これらの行動は、自分を傷つける意図からではなく、「痩せたい」「ハイになりたい」などといった意図から行われるのが通常です。しかし、これらの行動が長い期間にわたって繰り返されれば、最終的には健康を害することになります。

意外に知られていないことですが、摂食障害は自殺と密接な関連があります。ハリスとバラクロウ（Harris & Barraclough, 1997）による調査では、あらゆる精神障害の診断のなかで、自殺による死亡率が最も高い診断名は摂食障害であり、次いで高いのが向精神薬の依存症で、うつ病はこの2つの診断名の次であることが明らかにされています。このように考えてみると、摂食障害や薬物乱用という行動は、当の本人には自分を傷つける意図がないにしても、無意識的な水準では傷つける方向を目指す行動と考えられますから、「無意識的な自傷行為」と呼ぶことができると思います。

　同じような間接的な自己破壊的行動としては、様々な危険行動——たとえば危険な性行動や車やバイクの運転、あるいは向こう見ずな喧嘩や「イッキ飲み」といった無謀な行動があります。ミラーとテイラー（Miller & Taylor, 2005）によれば、10代の若者に摂食障害やアルコール・薬物乱用、あるいは様々な危険行動のいずれか1つが存在した場合には、その若者が近い将来において自殺企図におよぶリスクが2.3倍になり、2つ存在すれば8.8倍、3つ存在すれば18.3倍、さらに6つ存在すると277.3倍にまで高まるとのことです。そう考えれば、こうした問題行動を「無意識的な自傷行為」に含めることには、一定の根拠があるといえるでしょう。

3）意識的な自傷行為（通常の自傷行為）

　自分を傷つける意図がもう少し明確な、いわば意識的な自傷行為としては、リストカットなどの自傷行為があります。習慣的なリストカットは、「心の痛み」を一時的に抑えるために「身体」に痛みを加えるという行為です。すなわち、自殺以外の意図から、その行為が非致死性を予測しながら行われるのです。しかし、いつしか自分ではリストカットをコントロールできなくなり、逆に自分がリストカットにコントロールされる事態となると、「消えてしまいたい」「いなくなってしまいたい」という自殺につながる考えが沸いてきてしまう傾向があるのは、すでに述べた通りです。

4）自殺の意図があいまいな過量服薬

　過量服薬についても忘れてはならないでしょう。反復性の過量服薬の多くが、「状況をリセットしたかった」「とにかく眠り続けて、目が覚めなければいいと思った」などといった、自殺なのかそうでないのか、はっきりしない意図からなされます。しかし、注意しなければならないのは、繰り返されるたびに服用する薬剤の数は増加し、あるいは致死性の高い薬剤を服用するようになる傾向がある、ということです。

　何度も過量服薬を繰り返すなかで、最終的にそれによって致死的な結果となる方もいます。わが国の自殺既遂者全体から見ると、過量服薬という手段・方法を選択する者は少数派といってよいのですが、その少数の自殺既遂者の多くが、過去に数回以上の過量服薬による自殺未遂経験を持っているのです。このことは、何度となく過量服薬を繰り返しながら、当人が服用する薬剤の種類や量の致死性を高めている可能性があることを意味しています。

5）狭義の自殺行動

　過量服薬を繰り返すようになった自傷患者の多くは、過量服薬では自殺既遂にはいたりません。わが国における多くの自殺者と同じように、最後は縊首や飛び降りといった致死性の高い手段・方法で自殺行動におよびます。あたかも、これまで様々な自己破壊的行動を繰り返してきたことが、いわば「死のリハーサル」となってその人を少しずつ「死」に慣らし、自殺へと傾けていったかのように思えるほどです。

　最終的な自殺行動を促進する要因となりうるのが、すでに述べた「無意識的な自傷行為」のひとつである、アルコールや薬物の乱用です。意外に知られていませんが、アルコールを連用しているとかえって絶望感、孤独感を強めてしまい、二次的に抑うつ状態を呈してしまいます。また、アルコールや薬物による酩酊状態は衝動性を高め、自殺者に特有といわれる「心理的視野狭窄（自殺におよぶ者は意識野が狭窄して、他の解決策が見えなくなっており、「この苦痛を解決する唯一の方法は自殺しかない」と信じ込む状態）」をいっそう強めてしまいます。

つまり「死にたい」と考えた人が、ただちに実際に行動を起こすわけではなく（通常、自殺念慮と自殺企図とのあいだには距離があります）、アルコールや薬物による酩酊が、その距離を一気に縮めてしまう可能性があるのです。事実、致死性の高い自殺行動は、アルコール摂取や過量服薬による酩酊下で行われることが少なくありません。

「寄せては返す波のような苦痛」から
「耐え難い、逃れられない、果てしなく続く苦痛」へ

これまで繰り返し述べてきたように、その現象面だけを見れば、自傷行為と自殺企図はまったく異なる行動です。少なくとも、その行動にあたっての意図、あるいは致死性の予測や身体損傷の致死性といった点で、両者は異なる特徴を持っています。何よりも、自傷行為は「苦痛を生きるため」のアディクションとして反復される傾向がありますが、自殺企図の場合には、もしもそれが既遂となってしまえば、もはやそれを繰り返すことさえできないのです。

しかしその一方で、自傷行為というアディクションは、それが繰り返し行われるなかで、自己破壊的行動の程度は少しずつエスカレートしながら、長期的には「死」をたぐり寄せているという現実もあります。様々な研究は、自傷行為が中長期的には自殺の危険因子であることを支持しています。また、様々な自己破壊的行動のバリエーションの多さも、相互が複雑に絡み合いながら、その人の死期を早める可能性があることも忘れてはならないでしょう。

そして、しばしば耳にするのが「リストカットでは死なない」、あるいは「リストカットする奴は死なない」という、根拠なき迷信です。一般の方たちはもとより、精神科医や臨床心理士、精神保健福祉士、保健師といった援助者のなかにも、このように考えている人がいます。私の知る限り、こうした迷信を支持する実証的な研究はどこにも存在しないということを繰り返し強調しておく必要があります。

もちろん、「リストカットでは死なない」というのは、おおよそ正解といえます。なにしろ、その多くは「死ぬため」ではなく、「生きるため」に自

分を傷つけているわけですから。しかし、繰り返しますが「リストカットする奴は死なない」という迷信については明らかに間違いです。

　私たちは冷静になって、よくよく考えてみるべきなのです。わざわざ自分を傷つけなければ生き延びられない状況とは、それ自体、かなり強い精神的苦痛を伴う事態といえないでしょうか？　たとえば歯を食いしばり、拳を握りしめなければ生き続けられないという人が、何らのトラブルも抱えていないといえるでしょうか？

　確かに、自傷行為におよぶ者の苦痛とは間欠的・断続的なもの、「寄せては返す波のような」ものであり、何とかその場をしのげば、しばらくはまた息がつける性質のものなのかもしれません。しかし、根本的な解決をしないまま自傷行為を用いて「心の痛み」に蓋をしながら、姑息的な一時しのぎを繰り返していけば、問題は雪だるま式に肥大し、気づいたときには、苦痛は「耐え難い、逃れられない、果てしなく続く」ものへと変化している可能性があるのです。自傷行為というアディクションの果てには、ただ「死」が待っている——そう言いかえてもいいでしょう。

　私は、研修会などで自傷行為について話す際には、いつも「リストカットでは死なない。だから、何もしないで放っておいてよい」という理屈は成り立たないことを強調しています。私たちは、自傷行為を繰り返す若者たちと出会ったときには、決してそこを素通りせずに必ず声をかけて、その苦痛が何であり、助けが必要なのではと尋ねるべきなのです。その具体的な方法については、第Ⅱ部で論じていきます。

本章のまとめ

　本章では、自傷行為を「苦痛を生き延びるためのアディクション」として捉え、その嗜癖化プロセスに関する私なりの仮説を紹介しました。また、そのようなアディクションが繰り返されるたびに、逆説的に自殺を引き寄せてしまうという現象について論じ、自己破壊的行動スペクトラムという概念を提示して、そのプロセスを解説しました。そのうえで、「自傷行為は自殺企図ではないが、自殺関連行動である」という主張をしました。

さて、第Ⅱ部で自傷行為への実践的対応を論じる前にあと１つだけ、自傷行為に関して理解しておくべき事項があります。それは、自傷行為と解離に関する問題です。解離についてはすでに第４章でも触れていますが、次章では、この解離症状を呈する病態のなかでも、特に最も重篤な病型である解離性同一性障害を取り上げ、自傷行為との関係について論じたいと思います。

第6章

自傷行為と解離性同一性障害

解離性同一性障害は存在するのか

　2007年8月、本業の相撲巡業を休んでいるあいだに祖国でサッカーに興じていた場面を報道されたことで、横綱朝青龍は相撲協会の逆鱗に触れ、自身の進退が問題となるような窮地に追い込まれました。彼は不安定な精神状態に陥り、精神科医の診察を受けることとなりましたが、診察の結果は、「解離性障害」でした。この一件は、一部の人に対して、解離性障害があたかも詐病の代名詞であるかのような誤解を与えてしまったようでした。

　朝青龍が本当に解離性障害であったかどうかはさておき、思えばこの一件のはるか以前より、専門家のなかでは、解離性障害はいつでも疑いの目で見られる診断名でした。なかでも「解離性同一性障害（いわゆる多重人格のこと）」は、他の地域に比べて北米からの症例報告が目立って多かったこともあり、北米における「流行病」の1つと見なされ、過剰診断による医原性の疾患ではないかと疑う者もいました。実は何を隠そう、私自身がそう考える精神科医の1人でした。

　しかし数年前から私は、解離性同一性障害は従来言われているほど稀な病態でもなければ、医原性の過剰診断でもないのではないか、と考え直すようになりました。というのも、自傷行為の研究に取り組むようになってから、自傷行為と解離症状との無視できない関係に気づいたからです。

　最初は、研究データ上の発見でした。自傷行為を繰り返す患者は、解離体験尺度において著明な解離傾向を示しており、高得点を示す者ほど「生きる

ためには自傷することが必要」と考えていることが明らかになったのです。私は、自傷行為と解離のあいだには根深い関係があるようだと考えるようになりました。

さらに、実際に調査対象となった自傷患者に面接をしてみると、彼らが抱えている解離症状とは、必ずしも離人症のような比較的軽症の解離性障害にかぎらないことを思い知らされました。なぜなら、調査対象者のなかには、比較的少数とはいえ、どう考えても解離性同一性障害と診断するほかない患者が混じっていたからです。しかも、解離性同一性障害の潜在が疑われるものの確定診断にはいたらない、「特定不能の解離性障害」まで含めれば、その割合は相当に高いのではないかと推測される状況でした。

これにはさすがの私も、「何か間違いではないか」とうろたえました。その後、いくつかの調査や臨床経験を経て、いまや解離性同一性障害に触れずに自傷行為について論じるのは片手落ちではないかと考えるに至っています。

さて、本章では自傷行為と解離という現象との関係について、もう少し突っ込んだ議論をしておきたいと思います。なかでも、解離性同一性障害をはじめとする解離性障害における自傷行為を中心に取り上げます。

注意していただきたいのは、本章で取り上げるテーマはきわめて各論的なものであり、非医療機関においてそのまま実践できるものばかりではありません。とはいえ、自傷行為と解離との関係を理解しておくことは、実は自傷行為に対する理解を深め、マニュアル通りにいかない困難な症例と遭遇した際に役に立つことがあると確信しています。

以上のようなことを理解したうえで、お読みいただければと思います。

自傷行為と解離

これまで何度も触れてきましたが、自傷行為と解離との密接な関係を指摘する研究は、枚挙にいとまがないほど数多く存在します。しかし、くれぐれも誤解してはならないのは、必ずしもすべての自傷行為が解離を背景として生じているわけではないということです。

シェアラー(Shearer, 1994)は、患者が自傷行為を行う主な理由は「感情

的苦痛を具体的な苦痛に代えるため（59％）」や「自分を罰するため（49％）」であり、「感覚麻痺や現実との接点を失った感覚から回復するため」といったように、離人症に代表される解離症状を背景とする者は全体の20％程度でしかないと述べています。

そうしたことを考慮すれば、自傷行為を「解離性」と「非解離性」とに分けて捉えようとしたレベンクロン（Levenkron, 1998）の見解は、臨床的にも妥当なものではないかと思われます。レベンクロンは、解離性の自傷行為が、解離からの回復を目的として、人目を避けて行われる「痛みを感じない」自傷行為であるのに対し、非解離性の自傷行為は、感情的苦痛を周囲に伝えるという、操作的な意図から行われる「痛みを感じる」自傷行為であると定義しています。

しかしながら、こうしたレベンクロンの分類には2つの問題点があります。1つは、実際の臨床場面ではそこまで明確に分類できない自傷行為も少なくないという問題です。レベンクロン自身も指摘していますが、非解離性の自傷行為でも、繰り返される過程で解離性自傷行為へと移行することがあるのです。つまり当初、自傷行為に際して「痛み」を感じていた人が、何度も反復しているうちに「痛み」を感じなくなり、自傷行為に先立って離人感に襲われたり、あるいは自傷行為を開始したとたんに解離性健忘を呈するようになることがあるのです。

一方、それとは反対に解離性の自傷行為の場合でも、繰り返され嗜癖化が進行するプロセスで、患者は自傷行為によって周囲に強烈な感情的反応を引き起こすことができるのを学習し、他者操作性を帯びてくることもあります。最初は誰もいないところで周囲に内緒で始めた自傷行為が、やがてそれの持つ重要他者に対するパワーを発見するわけです。

したがって自傷行為と解離の関係は、経過のなかで様々に変遷しうるものであると理解しておく必要があります。

解離性自傷行為の分類

レベンクロンの分類におけるもう1つの問題は、自傷行為と解離の関係を

表6-1　解離の観点からみた自傷行為の分類

自傷行為の分類			痛覚麻痺	解離性健忘	解離性幻聴・幻覚	自傷行為後の精神状態		備考
非解離性自傷行為			(−)	(−)	(−)	なし	軽減	解離性（拮抗性・促進性）自傷への移行があり得る
解離性自傷行為	解離拮抗性	軽症型	(±)〜(+)	(±)	(−)	軽減	軽減	解離促進性自傷への移行があり得る
		重症型	(+)	(±)	(+)	軽減	軽減は不十分	
	解離促進性	軽症型	(+)	(+)	(−)	悪化	軽減	重症型の潜在があり得る
		重症型	(+)	(+)	(+)	悪化	軽減せず	ほぼ全例が解離性同一性障害

　正しく理解するためには、ただ単に「解離性」というカテゴリーだけでひと括りにするのは不十分だということです。たとえば、1人の青年期患者に自傷行為と解離症状の両方が併存していることは少なくありませんが、この両者は相互に拮抗的な関係にある場合もあり、逆に促進的関係にある場合もあります。現在のところ、私はレベンクロンの分類に自分なりの考えを接ぎ木して、表6-1に示すような自傷行為の分類を考えています。
　以下に、この分類における解離性自傷行為の各類型について説明します。

1）解離拮抗性自傷行為
　この類型は解離症状に拮抗する行為として行われる自傷行為を指しており、解離症状の重症度に応じて、以下の2つの下位類型に分類されます。

①軽症型
　この下位類型は、自傷行為と解離に関する多くの研究において指摘されてきたタイプの自傷行為です。その特徴は「自傷行為の最中には痛みを感じない（感覚麻痺）」「記憶が曖昧（解離性健忘）」などといった、比較的軽症の解離

症状を伴っており、自傷行為をすることでそれらの症状が改善する点にあります。以下に提示するのは、このタイプの患者に見られる典型的な供述です。

「切り始めの最初は痛みを感じないけれど、切っているうちに痛みを感じてきて、それで流れている血を見ると、『あ、生きている』と思ってホッとするんです（16歳女性・高校生）」。

このタイプの自傷行為を行う患者の場合、解離反応を呈することで感覚麻痺状態に陥り、それによって感情的苦痛を回避しています。けれども、このような対処は、あくまでも一時しのぎ的なものでしかありません。というのも、回避すべき苦痛が去ったにもかかわらず、今度は解離状態から回復できずに、「生きているのか、死んでいるのか分からない」という新たな内的な緊張が生み出されてしまうからです。この内的緊張を解消し、現実への回帰を果たすうえで、自傷行為（正確にはそれがもたらす痛み刺激や鮮やかな血液の色といった知覚刺激）は簡易かつ有効な方法といえます。

このタイプの患者がしばしば口にする、「切って血を見るとホッとする」という言葉は、自傷行為によって解離がもたらした内的緊張が解消されていることを意味しています。言いかえれば、「解離―自傷行為」は、精神的苦痛を軽減する対処方法として、1セットの複合体をなしていると言えるわけです。

ところで、この対処法には重大な欠点があります。それは、自傷行為を繰り返すうちに、その解離に拮抗する効果（抗解離効果）が減弱しやすいということです。したがって、その抗解離効果を維持するためには、自傷行為の頻度を増やしたり、自傷する身体部位や方法を変えていく必要があります。そのため、長く続けているうちにエスカレートして嗜癖化を呈しやすいという印象があります。

②重症型

この下位類型の自傷行為には、離人感や感覚麻痺よりも重篤な病態といえる、解離性幻聴・幻覚、あるいはトラウマ記憶のフラッシュバックを消去する機能があります。もちろんそれに伴って、トラウマ記憶のフラッシュバッ

クによってもたらされた精神的苦痛を軽減することも期待されるわけですが、残念ながらその効果は不十分なものと言わざるを得ません。このタイプの自傷患者に見られる典型的な供述としては、以下のようなものがあります。

「頭のなかで男の声が聞こえると、その声を消したくて切る。目の前に黒い人影みたいなものが見えたときにも、息苦しさを感じて『切らなきゃ、切らなきゃ』と焦ってしまいます（26歳女性・風俗業）」。

さらに、解離性障害における最も重篤な病態と言える解離性同一性障害の場合にも、交代人格の出現を抑える目的から、このタイプの自傷行為が行われることがあります。

「自分のなかのもう1人の凶暴な自分が前に出て暴れようとすると、それを抑えるために壁に何度も頭を叩きつけてしまうんです（15歳男性・少年鑑別所入所者）」。

なお、解離拮抗性・軽症型の自傷行為の嗜癖化に伴って抗解離効果が減弱してきた際に、それまでは潜在していた解離性幻聴・幻覚が顕在化し、結果的にこのタイプの自傷行為へと発展したように見える場合があります。

2）解離促進性自傷行為

この類型は、解離拮抗性自傷とは反対に、自傷行為をすることがむしろ解離状態の誘因となる（もしくは、誘因となっているように見える）タイプの自傷行為を指しています。この類型の自傷行為は、その解離症状の重症度によって以下の2つに分類されます。

①軽症型

典型的には、非解離性から解離性へと移行してきた自傷行為で見られます。私の臨床的な観察によれば、「心の痛みを身体的な痛みで置き換える」とい

う非解離性自傷行為による対処を繰り返しているうちに、逆説的に易解離性が高まってきて、最終的には自傷行為が離人症や解離性健忘を引き起こす引き金となってしまう症例があります。

　自傷行為によって引き起こされた解離性健忘は、そのまま睡眠へと移行していくことが多いように思います。そして、覚醒後には、自傷行為に先立って体験した感情的苦痛に関する記憶を失っているわけです。その意味では、自傷行為に先立って体験された精神的苦痛は確かに軽減されている——正確には、記憶から抹消されて、最初から「なかったこと」にされているという感じ、といえます。以下に典型的な症例を呈示してみます。

　「中学２年頃、『切ってみたらどうかな？』という好奇心から腕を切るようになりました。そのときは痛みを感じたし、『切った』という記憶もあったんです。その後、高校生になって友人と喧嘩して仲間はずれにされてからは切る回数が増えて、深く切らないと気持ちがおさまらなくなりました。だんだんと切る際の痛みを感じなくなり、さらには切った後に記憶が飛ぶようになりました。たとえば深夜、受験勉強をしていると自傷したくなるわけです。それで実際にしてみると、最初の１本を切ったところまでは覚えているんですが、そこから先の記憶がなくなっちゃうんです。気がつくと、いつも大抵朝になっていて、どうして自分が自傷をしたのかが思い出せなくなっているんです（18歳女性・高校生）」。

　私の経験では、このタイプの自傷行為には、解離拮抗性自傷行為からの移行例もあると感じています。そのような症例の場合、解離拮抗性自傷行為がエスカレートし、その抗解離効果が減弱していくプロセスで、ある時点から自傷行為の持つ効果が逆転し、解離促進的な効果へとその性質を変化させたように見えることがあります。これはあたかも、当初は寝酒としてアルコールを用いていた人が、常用するなかでアルコール依存症に罹患してしまうと、アルコールを摂取することでかえって覚醒度が高まり、眠れなくなってしまう現象とよく似ているように思います。

②重症型

　このタイプでは、自傷行為におよぶ前から解離性健忘を生じており、自傷行為をしていない、いわば間欠期には、自傷や自殺を命令する幻聴が認められることが少なくありません。その幻聴は大抵の場合、解離性同一性障害における交代人格の「声」であり、その「声の主」は、主人格に健忘が生じているあいだ、身体を支配して自傷行為を行っているわけです。この自傷行為は、感情的苦痛を軽減するための行動ではなく、怒りに満ちた交代人格による主人格への攻撃、つまり「迫害者人格」が主人格を殺害しようとする行為（「内部殺人」）であるのが通常です。

　なぜ、交代人格にはそのような怒りが生じるのでしょうか？　それは以下のような理由からではないかと思われます。さきに述べたとおり、ある種の自傷者は、苛酷な環境にあっても決して周囲に不満を述べたり、外に向かって怒りを発散することもなく、怒りや憎しみといった不快感情をすべて「心の汚物用バケツ」に投げ込んで蓋をし、つらい状況に過剰適応しているわけです（第5章参照）。しかし、その「バケツ」は長年、様々な不快感情が投げ込まれて今にもあふれ出しそうになっています。そして、その「バケツ」自体がいつしか1つの人格（交代人格）のような機能を持ちはじめるのですが、困ったことに、その人格が体験できる感情は怒りや憎しみばかりです。しかも「もうこれ以上は入らない」という状況であるにもかかわらず、主人格は相変わらず過剰適応を続けて、次から次へとかまわず「バケツ」に不快感情を投げ込んできます。そうした状況のなかで、その「バケツ」という交代人格は自身の存在を無視し、「嫌な感情」を自分の内部に抱え込まず、押しつけてくる主人格に怒りを覚えるようになってしまうことがあります。

　以上の説明からも分かるように、このタイプの自傷行為を繰り返す患者は、ほぼ全例（たとえ顕在化していないにしても）が解離性同一性障害であると考えてよいと思います。

　「昔から、夜になると男性が怒鳴る声で『死ねばいい』という幻聴が聞こえることがありました。最近、特に幻聴がひどくなって、いつも頭のなかで

誰か男の人の怒鳴り声がしているんです。毎日、頭痛もひどいんです。それで、自分では覚えがないんですが、後で気がつくと腕から血が流れていたりすることがあるんです（17歳女性・少年鑑別所入所者）」。

このタイプの自傷行為は、他の様々な自傷行為の類型からの移行があり得ます。また、「唐突に自分で自分の首を絞める」「身体を壁に激しくぶつける」「金槌で自分の指を打ち砕く」「胸に十文字の深い切創を作る」「瀉血する」などといった、不可解でグロテスクな様式の自傷行為が見られるのも特徴といえるでしょう。

こうした奇異な自傷行為のために、統合失調症と誤診されたり、悪意ある操作的行動と誤解されたりすることも少なくありませんが、臨床的には、致死的な自殺行動の危険が非常に高い類型であることに注意する必要があります。

解離促進性・重症型自傷行為への対応

対応に関する問題は、第Ⅱ部ですべき主題なのですが、解離促進性・重症型自傷行為への対応には、一般の自傷行為とは異なる点が多く、どうしても各論的な説明をせざるを得ないところがあります。そこで、解離促進性・重症型自傷行為にかぎり、本章のなかで論じることをお許しいただければと思います。

もっとも、本格的な解離性同一性障害の治療について論じるのは、私の能力を超えたことですので、ここでは、あくまでも基本的な注意点や対応の原則を述べておくにとどめたいと思います。まずは参考までに、表6-2に米国精神医学会の診断分類DSM-Ⅳ-TRにおける「解離性同一性障害」の診断基準を提示しておきます。

さて、自傷行為の治療は、支持的に対応しながら、自傷行為の引き金となるものが何であるのかを同定し、それに対処するための置換スキルを習得することが、その中心的な内容となります。しかし、解離促進性・重症型自傷行為の場合、こういった対応に併行して（あるいはそれに優先して）解離性同

表6-2 DSM-Ⅳ-TR 解離性同一性障害（以前は多重人格性障害）の診断基準

1. 2つまたはそれ以上の、はっきりと他と区別される同一性またはパーソナリティ状態の存在（そのおのおのは、環境および自己について知覚し、かかわり、思考する、比較的持続する独自の様式をもっている）。
2. これらの同一性またはパーソナリティ状態の少なくとも2つが反復的に患者の行動を統制する。
3. 重要な個人的情報の想起が不能であり、それは普通の物忘れでは説明できないほど強い。
4. この障害は、物質（例：アルコール中毒時のブラックアウトまたは混乱した行動）または他の一般身体疾患（例：複雑部分発作）の直接的な生理学的作用によるものではない。
注：子供の場合、その症状は、想像上の遊び仲間または他の空想的遊びに由来するものではない。

（高橋三郎他訳・米国精神医学会編「DSM-Ⅳ-TR 精神疾患の分類と診断の手引き」新訂版, 医学書院, 2003)

一性障害への積極的な介入をしないと、患者の自傷行為はなかなか改善しないという印象を抱いています。

1）どうやって解離性同一性障害に気づくか

自傷行為のなかでも、とりわけ致死性の高いものは、主人格が交代人格の存在を気づいてない時期に頻発しやすいという傾向があるようです。もう少し言葉を補うと、すなわち他の交代人格同士は、それぞれの人格を認識しているにもかかわらず、主人格が気づいておらず、いわば「蚊帳の外」に置かれている状況、あるいは主人格が交代人格の存在を認めようとせず、交代人格の「怒り」や「苦痛」、あるいは「主人格に対する思い」を関知していない状況です。

したがって「誘導的な」診断手法という批判はあるものの、ある程度、解離性同一性障害を疑って問診を進めることは、治療という観点からは重要になると思います。以下に、解離性同一性障害を積極的に疑うべき自傷者の特徴的な言動について、いくつか列挙しておきたいと思います。

①精神病症状

妙な話ですが、ロス（Ross, 1996）によれば、解離性同一性障害の患者では、統合失調症に特徴的に見られるシュナイダーの一級症状（「自分の考えが声となって聞こえる」「誰かが話し合っている声が聞こえる」「自分の行動を批評する声が聞こえる」などといった精神病性の異常体験）が、統合失調症の患者よりも高い頻度で認められるといわれています。なかでも自分を糾弾・迫害する内容の幻聴が多く、例外はあるものの、患者の多くは「頭のなかから」聞こえると訴えることが特徴的です。

こうした幻聴は交代人格の「声」であることが多く、統合失調症の治療薬である抗精神病薬を投与しても改善が見られないという点で、統合失調症とは異なる性質を持っています。

②面接場面でのやりとりから受ける印象

面接に際して援助者が受ける印象が、解離性同一性障害に気づく手かがりになることも少なくありません。

最も頻繁に見られる訴えは、頭痛です。頑固な頭痛に対処するために、結果的に市販の鎮痛剤をほとんど乱用といってよいほど服用している患者もいます。こうした頭痛は、交代人格が「前」に出たがっている状況で出現する傾向があります。そのような場合には、交代人格が不快感情をすべて自分に押しつける主人格に対して強い不満を抱いていたり、援助者に何か言いたいことがあることも少なくありません。

また、性行動や服装に関する情報が手かがりになる場合もあります。パトナム（Putnam, 1989）によれば、解離性同一性障害患者は平均すると4～7くらいの交代人格を持っていると言われており、当然ながら、そのなかには主人格と反対の性を持つ交代人格も存在しています。したがって、反対の性を持つ交代人格の行動として、表面的には同性愛行動と思える性行動や服装倒錯（女性が男装したり、男性が女装したりする現象）が見られることもあります。なかには、男性の交代人格を持つ女性の解離性同一性障害患者が、自らの女性らしい身体を嫌悪して、胸にサラシを巻いている場合もあります。

しかし、最もよく見られるのは、どちらの性の人格に変わっても支障がないように、つねに中性的な服装を心がけている患者でしょう。

2）解離性同一性障害に伴うことが多い問題行動

解離性同一性障害の中核的症状ではなく、診断の根拠ともなりませんが、解離性同一性障害の患者に見られやすい問題行動がいくつかあります。臨床場面では、こうした問題行動の存在から、逆に積極的に解離性同一性障害を疑っていくこともめずらしくありません。

①過量服薬

すでに触れたように、過量服薬は罹病期間の長い自傷患者には広く見られる問題行動ですが、解離促進性・重症型の自傷患者の場合には、きわめて頻繁に繰り返し見られることが少なくありません。その背景には、解離症状が頻発したり、あるいは迫害者人格による幻聴を消そうとしたり、「ポップアップ現象（全交代人格が前に出るのを嫌がり、めまぐるしく人格交代をする現象）」に対処しようとするなどの、何らかの苦痛を軽減するための努力として見られることがあります。

典型的な症例では、過量服薬による意識障害から回復した後に、「何とか眠ろうと思って不眠時の頓服薬を1錠、また1錠と追加しているうちに、気づいたら意識を失っていた」などといった弁明をします。解離症状の頻発や、ポップアップ現象による予期せぬ交代人格の出現をリセットし、元の人格状態に回復するには、10分でも15分でもよいのでぐっすりと眠る必要があります。おそらく、患者は経験的にそのことを知っていて向精神薬を服用するわけですが、大抵はかなりの過覚醒状態にあるために、なかなか入眠には至れません。そうすると、本人はますます焦りを強めて、次から次へと向精神薬を短時間のうちに続けざまに追加して服用することになってしまうわけです。

その意味では、解離性同一性障害の患者に見られる過量服薬は、「図らずも」行われてしまうという側面があります。このような場合には、必ずしも本人は自殺の意図があるわけではありませんが、ポップアップ現象が見られ

ること自体が相当に危機的な状況です。衝動的な自殺や他害的な暴力のリスクが高い事態といえます。したがって、緊急保護的な精神科入院を検討する必要もあるでしょう。

なお解離性同一性障害の患者が、直接的に自殺を意図して過量服薬を行うことは、心にとめておく必要があります。主人格は自殺の意図を否定している場合でも、主人格に対して殺意を抱いている迫害的な交代人格（迫害者人格）や、強い自殺念慮を抱いている交代人格（自殺者人格）の行動として、過量服薬におよぶ場合があります。

②アルコール・薬物乱用

すでに述べたように、自傷行為とアルコール・薬物乱用との関係は密接ですが、解離性同一性障害の患者の場合には、これがいっそう顕著かつ独特な形で現れることがあります。アルコールや薬物の薬理作用による酩酊状態は、大脳皮質の抑制的な機能を麻痺させて人為的な脱抑制状態を引き起こします。この状態は、一種の「化学的解離」といってもよいのかもしれません。その結果、迫害者人格や自殺者人格の出現を促し、重篤な自傷行為を引き起こす可能性があります。したがって解離性同一性障害の治療中は、原則としてアルコール・薬物の乱用をさせないようにする必要がありますが、なかにはそうした物質乱用によってきわどい精神的バランスを維持している者もいて、その場合には個別的に慎重な検討が求められます。

なお、交代人格がアルコール・薬物乱用の問題を持っている一方で、主人格は一切アルコールを口にしないという解離性同一性障害患者もいます。このような症例では、重篤な依存を呈する人格が休眠状態に入ると、まるで「憑きものが落ちるように」物質乱用が止まることがあり、主人格には離脱症状も渇望も一切認められないという、依存症臨床の常識では到底考えられない、不思議な現象が認められます。

③食行動異常

これもすでに述べた通り、自傷患者の多くが摂食障害を併発もしくは潜在

して持っており、その摂食障害の下位病型はあらゆるタイプのものがあり得ます。しかし、解離促進性・重篤型の自傷行為を呈する者では、とりわけ自己誘発嘔吐が、診断上重要な手かがりになることがあるように思います。

解離性同一性障害の症例では、嘔気・嘔吐は必ずしも体重増加を防ぐ手段ではなく、性的虐待などの外傷記憶に関連する心身症症状として出現することがあります。したがって、指を喉に突っ込むような誘発行為なしに、自発的な嘔吐が見られることも少なくありません。

また、一見すると通常の摂食障害と同じような自己誘発嘔吐でも、自傷行為と同じく解離拮抗的な行動として行われていることもあります。そのような場合では、解離状態で過食が行われ、その後の自己誘発嘔吐によって解離状態から回復する、といった一連のプロセスが存在していることがあります。

3) 交代人格とどうかかわるか？

以下に述べるのは、解離性同一性障害患者の危機的状況を回避するうえで、最低限求められる対応です。

①交代人格と関わる際の注意点

解離性同一性障害の臨床と研究で知られるパトナム（Putnam, 1989）は、解離性同一性障害患者の治療にあたって注意すべき点として、特に以下の4点を強調しています。

第1に、治療者は存在理由のない交代人格は存在しないということを理解すべきである、ということです。交代人格は、トラウマ体験による耐えがたい強烈な苦痛による自殺を回避するために誕生したのがそもそもの始まりであることが少なくなく、どんなに迫害的、もしくは凶悪な性格を持つ交代人格であったとしても、その困難な瞬間を生き延びるうえで必要だったはずなのです。

第2に、強引に人格統合を行ったり、トラウマ記憶をよみがえらせるようなことをむやみに行わないということです。トラウマ記憶を抱えていると、感情の暴発や強烈な自殺念慮に襲われてしまうからこそ、他の人格を作るこ

とで元の人格の安全を確保しているのです。したがって、いきなり人格統合がなされれば、人格間でトラウマ記憶が共有されることとなってしまい、深刻な自殺行動が出現する危険があります。また、治療者が交代人格が存在する状況を、「改善すべき病的な状態」と捉えていると感じれば、患者は極度に警戒し、治療関係の構築が困難となるでしょう。

　第３に、治療者はつねに診療場面に登場しない他の交代人格が近くで聞いている（不思議なことに、主人格の肩越しに立って耳をそばだてていたりします）可能性を念頭に置き、決して特定の人格を依怙贔屓(えこひいき)したりせず、どの人格に対しても公平に接するということです。

　そして最後に、患者の前では交代人格のことを「人格」とは呼ばずに、「部分」とか「存在」という表現で呼ぶように努めるということです。このことは、「全体としてのあなたは１つ」というメッセージを送り、行動に関する責任の所在を明確にする意義があるといわれています。

②交代人格とのアクセス方法

　私自身は、解離性同一性障害患者の治療のなかで、自分から積極的に人格統合やトラウマ記憶をよみがえらせるような治療を行ったことはありません。また、ある患者について「解離性同一性障害ではないか」と疑った場合でも、こちらから積極的に交代人格を呼びだすこともほとんどしません。

　多くの場合、まず私が試みるのは、間接的な方法で交代人格にアクセスするというやり方です。具体的には、診察室にも登場している人格の背後で迫害者人格が聞いている可能性をつねに意識して、さりげなく、しかも真摯に次のような言葉をかけます。

　「これまでは、あなたとは別の部分があなたの身代わりになって、つらい記憶、あるいは怒りや憎しみといったつらい感情を引き受け、それによってあなたの自殺を防いできたのではないでしょうか？　でもその部分は、そろそろそうしたことに限界を感じはじめているような気がします。いつまでも怒りや憎しみを自分で表現せず、その部分に感謝するどころか、存在にも気づかないあなたに、その部分はひどく腹を立てているのかもしれません」。

この方法のポイントは、治療者が迫害者人格の示す凶暴さや残忍さに対して、「何としてでもつらい記憶やつらい感情から主人格を守りたい」という善意にもとづくものと捉え、迫害者人格の深い悲しみを思いやり、苦労をねぎらう気持ちがあることを伝える点にあります。このようやり方がどの程度有効なのか、その証拠を示すことはできませんが、私自身の経験のかぎりでは、これをきっかけに重篤な解離症状や激しい自傷行為が改善し、その後の治療関係の構築という点でもよい影響があると感じています。少なくとも、こうしたかかわりによって状態が悪化することはないと思います。

③「内部殺人」が切迫している場合
　幻聴の内容や解離状態における行動から、迫害人格が明らかに「内部殺人」の意図を持っていると推測できるような場合もあります。
　このような状況では、交代人格を呼び出して直接話すことが必要となる場合もあります。迫害者人格は、「前」に出るだけでもその破壊的なエネルギーが減弱する、とパトナムが述べていることからも分かるように、その治療的意義は決して小さくはないでしょう。
　また、迫害者人格が主人格のトラウマ記憶を知ってしまったり、無理な人格統合がなされたりすることを怖れている場合があります。その場合には、「そのようなことをするつもりはない」という趣旨のことを伝え、少しでも誤解を解く必要があると思います。いずれにしても、交代人格を呼び出した場合には、話が一段落したら「それでは、○○さんに替わってもらえますか？」といって、必ず元の人格（主人格）を呼び戻してから、面接を終了するべきです。
　迫害者人格が呼び出しに応じない場合には、「トーキングスルー（健忘障壁貫通法）」といわれる方法を試みるという手段もあります。具体的には、患者の背後で交代人格が聞いている可能性を意識して、「なかにいるみんな、聞いてください。この人を守るために、みんなに手を貸してほしいのです」と呼びかけるのです。これがつねに有効かどうかは分かりませんが、私自身は、解離性同一性障害患者の自殺におよぶ危険が高まった際に、何度かこの

方法で切り抜けたことがありました。そのたびに不思議に思ったのですが、「あわや自殺か」という切迫した危機的状況において、不意に「保護者人格」への人格変換が生じ、一命をとりとめるという奇跡が起こったのです。パトナムも、こうした現象が実際に起こりうることを指摘しています。半ば「神頼み」に近い方法ではありますが、試してみる価値はあるように思います。

4）環境の調整

　解離性同一性障害に罹患する人の自傷行為が激化している際に、家族や恋人、友人などの重要他者に働きかけて環境調整を行うことは、確実に有効な方法だと思います。確かに、顕著な解離傾向を呈する人のほとんどが、過去に何らかのトラウマ体験に遭遇した経験を持っていますが、かといって、トラウマ体験に遭遇した人のすべてが自傷行為におよぶわけでも、顕著な解離傾向を呈するわけでもありません。

　自傷行為や解離症状の悪化は、過去のトラウマ体験に加えて、何らかの困難が現在の生活においても存在することでもたらされるのです。したがって、現在生活している環境のなかに、トラウマ的記憶を刺激するような状況がないかどうかを検討し、必要に応じて周囲に働きかけて環境の調整を行うなどの介入をすべきでしょう。

　とりわけ、家族や配偶者、恋人といった重要他者との関係には注意する必要があると思います。解離性同一性障害の人は、虐待的な家庭環境を離れて、早くから恋人との同棲生活をしている者も少なくありませんが、そうした恋人との関係がかつての家族ドラマの再現となっている場合があります。具体的には、重要他者から自分の存在価値を否定されたり、支配や束縛を受けるような関係、あるいは「言いたいことが言えない」関係であったりするわけです。このあたりを細心の注意を払って検討してみましょう。

　なかには、解離性同一性障害に理解をもって、支配的・管理的にならない対応ができる恋人もいます。しかし、理解がありすぎて（というより、好奇心やのぞき見根性かもしれません）不必要に交代人格を呼び出して、主人格が知らない情報まで引き出してしまう恋人の存在には、注意する必要があるで

しょう。境界侵犯行為により、内面の自由や秘密を持てなくなった解離性同一性障害の人は、そうした状況から逃れるために新らたに交代人格を作り出してしまうことがあります。

5）緊急入院

ポップアップ現象が治まらなかったり、「内部殺人」が切迫している状況では、危機介入的な精神科入院を考える必要があります。ただし、入院治療が長期にわたると、病棟に対する依存性が助長されてしまい、今度は退院させようとすると、病状が悪化するという事態を招くことがあります。入院治療は短期間とするのが好ましいとされています。

様々な自傷行為の変遷と自殺行動への発展——解離性障害の症例

ここで、様々な自傷行為の類型を変遷しながら、ついには致死性の高い自殺行動まで呈した、解離性障害の症例を呈示したいと思います。

症例の名前は仮にCとしておきましょう。私が主治医として出会ったときは、16歳の女子高校生でした。以下に、その病歴や治療経過を順を追いながら説明していきたいと思います。

1）生育歴

Cは、生後まもなくに両親が離婚したため、実母のみによって養育されました。母親にはアルコール乱用の問題があり、Cの幼少時より、酔っぱらうと決まって「おまえなんか生まなければよかった」「おまえさえいなければ、私は好きなように生きることができたのに」などと、Cを罵倒していたといいます。また母親は、新しい恋人ができるたびに、親戚宅にCを預けたまま、家を何ヶ月も留守にすることがありました。まさしくネグレクトといってよい状況であったといえます。それでもCは母親のことが大好きで、何とかして「よい子だね」とほめてもらいたくて必死だったといいます。

学校でのCは、級友からのいじめのために、小・中学校で不登校を呈したことがあったといいます。しかしそれも一時的なものであり、最終的には無

```
自傷行為     非解離性
の類型       ┌─────────────┐
             │解離拮抗性・軽症型│
             └─────────────┘
                  ┌──────────────┐
                  │解離促進性・重症型│
                  └──────────────┘
```

・実母のアルコール依存と不安定な異性関係
・深刻なネグレクト

・泥酔した母親から怒鳴られるたびに、隠れてコンパスの針で自分の前腕を刺す。

・カッターで前腕を切る。

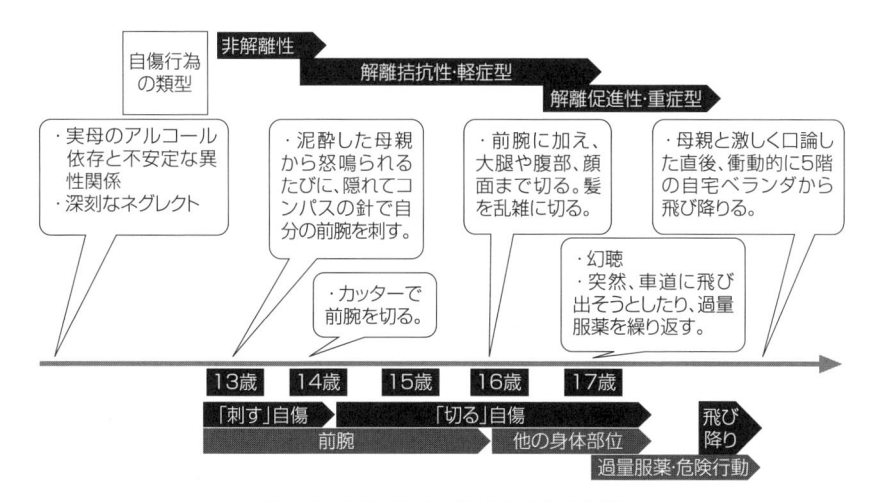

・前腕に加え、大腿や腹部、顔面まで切る。髪を乱雑に切る。

・幻聴
・突然、車道に飛び出そうとしたり、過量服薬を繰り返す。

・母親と激しく口論した直後、衝動的に5階の自宅ベランダから飛び降りる。

13歳　14歳　15歳　16歳　17歳

「刺す」自傷 → 「切る」自傷 → 飛び降り
　前腕　　　　他の身体部位
　　　　　　　　過量服薬・危険行動

図6-1　症例Cにおける自傷行為の経過

事中学を卒業し、その後は高校に進学しました。

2）自傷行為の歴史

　Cは、中学入学後まもない13歳頃より、泥酔した母親から怒鳴られるたびに、隠れてコンパスの針で自分の手甲や前腕を刺すようになりました。当時の自傷行為についてCは、「痛みで自分を罰しているつもりだった」と述べています。つまり、この段階では痛みを感じていたことから、自傷行為は「非解離性」のものであったと思われます。この当時、Cは母親の大酒については、「自分が悪い子だから母親はたくさんお酒を飲むのだろう。別にアルコール依存症なんかではない」と考えていたといいます。

　その後もCは自傷行為を続けました。そして、始めてから1年後の14歳頃には、コンパスではなくカッターを使って前腕を切るようになっていました。この頃の自傷行為について、Cは「混乱して頭が真っ白になったときに腕を切りたくなる。切っているときは痛みを感じないし、夢のなかみたいに現実感がない。何回か切っていると気持ちが落ち着いてくる。血を見るとホッとして我に返り、『あ、まだ生きているんだ』と思う」と述べています。この

第6章　自傷行為と解離性同一性障害

時期の自傷行為は、自傷する当初は痛みの感覚が乏しく、現実感が乏しい離人症状態にありますが、そのうちに痛覚や現実感から回復するというパターンでした。「解離拮抗性・軽症型」の自傷行為であったといえるでしょう。

　16歳になる頃には、Cの自傷行為は少しずつ「心の痛み」に対する鎮痛効果が薄れていきました。それに伴って自傷行為自体もエスカレートし、前腕や上腕はもはや傷だらけであり、皮膚も瘢痕化して硬くなっているために、痛みがますます感じられない状態となりました。そこで、より「新鮮な痛み」を求めて、これまで自傷したことのない身体部位である大腿や腹部まで切るようになりました。一度だけではありますが、ボーイフレンドとの喧嘩をきっかけにパニック状態に陥ったCは、自分の顔面を浅く切っただけでなく、ハサミで自らの髪の毛までザクザクと切ってしまったことがあります。

　事ここにいたって、ようやく母親がCの異変に気づき、CをX大学病院精神科に受診させたのでした。

3) 初診時の状態
　大学病院の精神外来で、私が初めてCと会ったときの印象を述べておきます。

　初診時、Cは激しい自傷行為とは裏腹に、言葉で自分の感情を表現することがきわめて苦手な少女でした。私の質問にも小声であいまいに答え、自分から話すことはほとんどなく、どこかぼんやりした表情で、目の前にいながら「心ここにあらず」といった印象を受けました。両方の腕には無数の傷があり、診察前に切ったと思われる傷からはまだ少量の出血があり、その血液が白いブラウスに滲んでいました。

　精神医学的問題として捉えた症状としては、まず離人症的な傾向であり、「お母さんと『もう切らない』と約束したのに、気づかないうちに切ってしまう」という、自傷行為に対するコントロール喪失状態でした。学校には通っており、睡眠も一応とれており、明らかな意欲低下や自殺念慮は認められませんでした。このときには気づかなかったのですが、実は彼女は、学校に行ったり勉強する意欲が沸かないとき、あるいは「消えてしまいたい」とい

う気分に襲われそうになったときには、隠れて自傷行為におよんでいました。ですから、そこでの私の評価は、自傷行為をすることで多少とも「上げ底された状態」をそのまま観察したものでしかなく、実際の意欲低下や抑うつ気分は、見かけよりもはるかに深刻であった可能性があります。

その他に診察場面で気になったこととしては、Cの過剰適応的な態度が挙げられます。診察に同席した、思い込みの激しい母親は極端かつエキセントリックな意見を述べる方でした。母親が「〜なのよね？」と、決めつけるようにしてCの気持ちを代弁する発言にも、Cは何の反論もせず、無言で肯いていました。しかし、膝のうえで固く握りしめられていた両方の手をよく見てみると、一方の爪を他方の手のひらに力一杯食い込ませていました。その当時の私は特に何も感じませんでしたが、いまにして思えば、その行動もまた、「身体の痛みで心の痛みに蓋をする行動」、すなわち自傷行為であったのだと思います。

4）治療の経過

外来治療では自傷行為をコントロールすることができず、ますますエスカレートするばかりだったので、私はCに入院治療を提案しました。当初はかなり抵抗感があるようでしたが、C自身、自分が自傷行為におよぶと激しく叱責する母親との衝突に疲れていたこともあって、最終的には入院に同意しました。

約2ヶ月間の入院治療中にはこれといったトラブルもなく、病棟では自傷行為をすることもなく過ごしました。外来での激しい自傷行為の反復を考えれば、まるで嘘のように静かな入院治療でした。何回か、自宅への外泊を行った後に退院したCは、引き続き大学病院の精神科外来に通院しながら、母親との生活を再開しました。しかし、入院治療という形でしばらく母親と離れることで、これまで無意識のうちに「自分をだまし」、努めて気にしないようにしてきたことが見えてきました。

そのなかでも、特にCが気にしたのは、「お母さんはアルコール依存症ではないか」という疑いでした。Cは、何度か母親に「お酒はもう飲まない

で」と懇願してきましたが、母親は「うるさい、あんたに言われたくない」とにべもない対応をするだけでした。

こうした母親の飲酒が続くなかで、Cは再び自傷行為を繰り返すようになりました。しかしそれだけでなく、母親がこれまで見たことのない暴力的な——壁を蹴飛ばして穴を開けたり、家具を破壊するような行動をとるようにもなりました。さらに、こうした自傷行為や暴力の記憶が飛んでしまい、行動をとった後に自分が何をしていたのかが思い出せないという現象が見られるようになったのです。この時期、Cは「日記帳に見覚えのない筆跡で『お前が生きていると迷惑』と書いてあった」「突然、『死ね』と幻聴が聞こえる」「自分でも記憶のないうちに腕を切っている」などと訴えていました。この時期の自傷行為は、解離促進性・重症型に該当するものといえます。

また、Cは突然車道に飛び出そうとしたり、治療薬として処方されている向精神薬を過量服用するなど、自身を危険にさらす行動を繰り返すようになりました。診察場面で、Cは「突然、自殺願望が沸いてきて怖い。気づいたら、自分でも覚えのない場所にいる。ビルの屋上にいたこともあった」と語っていました。危機感を察した私は、リスパダールという抗精神病薬の投与を増量しましたが、残念ながらこれといった効果を感じることはできませんでした。

そこで、今度は再び入院治療を受けるように勧めたところ、Cは突然、表情を硬くして席を立ち、診察室を飛び出してしまいました。その後、診察室に戻ってくることはなく、以後通院は途絶えてしまいました。

そして、通院中断から2ヶ月後のある日、Cはマンションの5階にある自宅のベランダから飛び降りたのです。アルコールをめぐって母親と激しく口論した直後、突発的かつ衝動的に飛び降りたようです。5階からの飛び降りは、致死性のきわめて高い自殺の方法です。しかも、真下の地面はコンクリートでした。

しかし——これはどう考えても奇跡としかいいようがないのですが、彼女が着地した場所だけ1メートル四方ほどの花壇となっており、彼女はそこにお尻から着地したのです。脊椎と骨盤の骨折こそしましたが、神経損傷はな

く、幸いにも一命をとりとめることができたのです。

　救急病院での入院治療を経た1ヶ月後、再受診したCは、私に飛び降りる直前の状況について次のように語りました。

「あのときは突然、自分の身体がいうことをきかなくなったんです。自分が殻に包まれて、視界が周りから暗くなる感じがして、サランラップの芯みたいなものを通した景色を見ているみたいでした。それから、お母さんの声がどんどん遠くなっていきました。まるですごく重い鎧を着せられたみたいで、誰かに身体を支配された感じがしました」。

　いささか遅きに失した感がありましたが、私は、ここにいたってようやく、Cが重篤な解離性障害であり、今回の飛び降りも交代人格による行動であると理解したのでした。

　このようにして危うく一命を取り留めたCですが、その後もしばらくは、母親が飲酒するたびに別人になったように暴れて、家具や電化製品を破壊し、あるいは自傷行為を繰り返していました。

　そんなある日、私の外来に受診したCは、別人のような冷静かつ断固とした調子で、「ずっと以前から、自分のなかには『Y』や『Z』いう乱暴な人格がいて、自分を殺そうとしているんだよ」と低い、男性のような口調で語りました。私は緊張に震える気持ちを抑えて、その場で『X』や『Y』と名づけられた交代人格を呼び出しました。そして彼らのこれまでの怒りに共感を示し、その苦労をねぎらうとともに、「Cを自分らしく生かすために」治療に協力することを求めたのです。

　この面接以来、Cの交代人格は姿を現さなくなり、自傷行為もほとんど劇的に消失しました。そして、Cの状態は急速に改善に向かいました。まもなくCは、「母と離れて暮らしたい」という自分の希望をはっきりと周囲に伝えるようになりました。そこで、私は福祉事務所や保健所と粘り強く協議を重ね、未成年でありながら、生活保護を受給しつつアパートで単身生活をする、という異例の措置が実現したわけです。

　その後もCは、酩酊した母親から電話で暴言や嫌みを浴びせられるたびに、一過性の「夢と現実の区別がつかない」という離人感を訴えることもありま

した。しかし、深刻な解離状態を呈することはなく、その都度外来診察でC を肯定・支持する面接が行われることで、「自分はこの生き方でよいのだ」 と確信し、すぐさま精神的な安定を取り戻すことができました。

　飛び降り事故から3年を経過した頃には、高校を卒業して事務職としての就労を実現しており、薬物療法も完全に中止できる状況となりました。さらに2年の経過観察の後に、治療終結としました。

5）症例Cから学んだこと

　この症例は、私が10年ほど前に経験した患者です。本質的には解離性同一性障害と捉えてよい病態だと思いますが、私自身が交代人格と直接会ったのは1回きりであり、それぞれの交代人格がどのくらい持続的な性格特徴を明確に持っていたのかは分かりません。ですから、厳密にDSM-Ⅳ-TRの診断基準を当てはめれば、解離性同一性障害に類似しながらも、完全にはその診断基準を満たさない、特定不能の解離性障害という診断になるでしょう。

　この症例は、様々な類型の自傷行為と、様々な重症度の解離性障害症状を変遷しながら、最終的に解離促進性・重症型へと発展し、攻撃的な交代人格の顕現により自殺行動と暴力を呈しました。そして最終的に、それらの症状は交代人格との直接的な対話を契機として消失し、さらにトラウマ記憶を刺激するような環境から離れることで、本人らしい安定した生活を獲得することができました。

　しかしそれが実現できたのも、あの悪夢のような飛び降り事件から奇跡的に生還できたからこそであることを、忘れてはならないでしょう。いまにして思えば、見覚えのない筆跡、幻聴、解離促進性・重症型の自傷行為を認めた時点で、潜在的な解離性同一性障害の症例と捉え、しかるべき介入を行う必要があったと後悔しています。そうすれば、あの致死性の高い自殺行動は回避し得たのかもしれません。ただ、正直に告白すれば、当時の私は解離性同一性障害には否定的なスタンスをとっており、ましてや交代人格と対話するなど「やってはならないこと」という、無根拠な思い込み（いや、本当はある種の臆病な気持ちだったのかもしれません）が強かったのです。

解離性自傷行為への対応で大切なこと

　本章の締めくくりとして、重篤な解離性自傷行為への対応において、あらゆる技法を超えて私が最も重要と考えていることについて触れておきたいと思います。

　自傷行為と解離は、いずれも最近になって精神科臨床で目立ってきた病態です。それだけに、多くの人々は「病気」というよりも「文化的現象」、あるいは「流行症候群」の1つといったような、ある種の胡散臭さを感じるようです。

　精神科医のなかには、いまだにこれらの問題を詐病や流行病の一種と考えている人もいます。「援助者があまりこの問題に関心を持つと、自傷行為や解離はかえって症状が悪化してしまう。あまり執着せずに、さらっと対応したほうがよい」──こういった意見もよく聞きます。したがって、解離性自傷行為を呈する人は、治療や援助の場面で有形無形の「無視」や「否定」に曝されることが少なくありません。

　実は、このことは治療・援助場面にかぎった話ではありません。ここで、私たちは自傷行為と解離性障害の双方に共通する病因の1つを思い起こす必要があります。それは、幼少期のトラウマ体験です。すなわち、理不尽な服従や従順を強いられ、自らの存在を無視され、否定される体験です。そして、そのような苛酷な環境を生き延びるために、「痛くない」「何も起こっていない」「自分じゃない」と、今度は自らの感覚さえも否定するようになるわけです。平たくいえば、これが解離という現象だと思います。さらに、解離による夢想的な世界と現実世界とのバランスをとるために、自傷行為による「痛み」を用いたりもしますが、何度も繰り返しているうちに、その痛みさえ遠くに感じられるようになってしまうのです。

　このように考えてみると、解離性自傷行為を援助する際の心得のようなものがおのずと明らかになってくるような気がします。すなわち、それは「無視」や「否定」ではなく「肯定」を与え、「服従」や「従順さ」ではなく「積極的な自己表現」を励ますことではないでしょうか。それにはまず、「聞

き流さずに認めること」からはじめる必要があります。

　解離性障害が詐病であるか否か、あるいは過剰診断であるといったことは、さしあたってはどうでもよいことだと思います。なにしろ、私たちは援助をしているのであって、裁判所から依頼された精神鑑定をやっているわけではないのですから。

本章のまとめ

　本章では、自傷行為と密接な関連がある解離性障害について、より各論的に論じてみました。自傷行為と解離とのあいだの複雑な関係を、いくつかの臨床類型に分けて説明し、そのなかでも最も重篤な病態といえる、解離性同一性障害への対応について論じました。

　本章で論じた解離性自傷行為への対応は、学校などで広く見られる自傷行為にそのまま適用できるものではありません。それについては第Ⅱ部で説明していきますが、解離性自傷行為への理解を深めておくことが、困難なケースと遭遇した際において、援助者としての「底力」を高めることを、ぜひとも強調しておきたいと思います。

第II部

自傷行為にどうかかわるか

第7章

援助にあたって理解しておくべきこと

援助者は「氷山の一角」しか知ることができない

　第5章で「自傷行為は自殺企図とは異なるが、自殺関連行動である」と述べました。また、「『リストカットでは死なない』のは確かかもしれないが、『リストカットする奴は死なない』は間違いである」とも表現しました。くどいようですが、長期的な視点で見ると、自傷行為を繰り返す若者は将来における自殺のハイリスク群なのです。その意味で私は、自傷行為をする若者にいかに関わり支援するかが、将来における自殺予防という観点で非常に重要であると考えています。

　ここで改めて確認しておきたいのは、精神科医や臨床心理士、あるいは精神保健福祉士や保健師といったメンタルヘルスの援助者は、こと自傷行為に関するかぎり、真の実態を知らないという現実です。第1章でも指摘したように、学校が把握している生徒の自傷行為（生徒の0.33〜0.37％）は、実際の自傷経験者（生徒の約1割）のなかのごく一部にすぎません。このことは、家族を除けば、十代の若者に最も近い立場にいる大人であるはずの教員でさえ、自傷行為をする若者のごく一部しか把握できないことを意味しています。そして、教員に自傷行為が気づかれた生徒のうち、メンタルヘルスの専門家による援助につながる者はさらにかぎられていると考えてよいでしょう。

　したがってメンタルヘルスの援助者は、自傷行為に関して自分たちが捉えた現実がそのまま真の実態であるとはいえないことを肝に銘じておく必要があります。つまり、自分たちの目の前に登場した自傷者（将来の自殺ハイリ

スク者）は「氷山の一角」でしかないことを認識するとともに、「水面下に隠れた巨大な氷山」に思いを馳せる想像力が求められるわけです。

本章では、自傷行為の援助をするにあたって理解しておいて欲しい、いくつかの原則について論じたいと思います。

その原則について述べる前に、まずは「水面下に隠れた巨大な氷山」の状況を理解する一助となるべく、学校の保健室からみた生徒の自傷行為について再考するところからはじめてみたいと思います。というのも、私は、自傷行為をする十代の若者を援助するにあたっては、学校という場所こそが最初の介入の場所であり、その成否こそがその後の展開の鍵を握っていると考えているからです。学校における援助の最前線は、残念ながらスクールカウンセラーが控えている面談室ではありません。傷の手当てをしてくれる保健室こそが最前線なのです。

学校で何が起こっているのか──養護教諭へのアンケート調査から

第1章でもとりあげたように、学校における自傷行為の実態は『保健室利用状況報告書』によると、中学校で73％、高校では82％が、在校生の自傷行為を把握している状況です。この結果は、中学校と高校に関するかぎり、自傷行為の問題がない学校のほうがめずらしいという、昨今の状況を示しています。

実は私たちも、養護教諭を対象とした、学校における自傷行為の実態を調査しています（松本ら，2009）。具体的な調査方法としては、2006〜2008年に自身が講師として招かれた4つの地域（東京、群馬、岡山、北海道）で開催された研修会に参加した養護教諭1,239名（東京581名、群馬478名、岡山123名、北海道57名）を対象としてアンケート調査を実施し、808名（65.2％）から回答を得ることができました。

以下に、この調査から分かったことについて述べてみたいと思います。

1) 養護教諭における自傷する児童・生徒への対応経験

アンケートに回答した808名の勤務先は、小学校360名（44.6％）、中学校

表7-1　対象全体，ならびに学校種別による自傷する児童・生徒への対応経験の比較

	合計 N=808	小学校 N=360	中学校 N=217	高校 N=210	特別支援学校 N=21	χ^2
自傷をする児童・生徒 への対応経験あり	81.1%	60.8%	96.8%	99.0%	90.5%	174.318*

* $p<0.001$

217名（26.9％）、高等学校210名（26.0％）、特別支援学校21名（2.6％）という内訳でした。

以下に、養護教諭による自傷行為への対応経験を、勤務する学校種別ごとに比較した結果を示します（表7-1）。私たちの調査では、養護教諭全体の81.3％（657名）に自傷する児童・生徒への対応経験が認められ、学校種別による比較では、高校（99.0％）と中学校（96.8％）に勤務する養護教諭は、小学校（60.8％）に勤務する者に比べ、対応経験者が有意に多く認められました。

この結果は、自傷行為が問題となっているのは、主に中学生以上の年代であることを示しています。自傷行為の開始年齢として最も頻度が高いのは、海外ではファヴァッツァら（1989）が12歳、ホートンら（2006）が11～13歳と報告しており、国内では私たちのグループが、大学生もしくは中学生・高校生を対象とした調査から、13.9歳（山口ら,2004）もしくは12～13歳（Matsumoto et al, 2008a）と報告しています。これらの自傷開始年齢に関する先行知見を踏まえれば、中学校以上の学校で自傷行為が問題となっているのは当然のことといえるでしょう。

ところで私たちの調査では、これらの養護教諭の対応経験率は、『保健室利用状況報告』（2008）が明らかにした、児童・生徒の自傷行為を把握している学校の割合よりも全体的に高く、殊に小学校に勤務する養護教諭の対応経験率が著しく異なる結果となっています。これは研究手法の違いによるものだと考えられます。保健室利用状況調査の場合、調査対象施設として抽出された学校単位での集計を行い、「2006年10月初旬の連続する5日間」という条件で調査を実施していますが、私たちの調査では個々の養護教諭を対象

とし、しかも自傷行為に関する研修会への自主的な参加者を対象としています。したがって、研修会に参加した養護教諭のなかには、日頃の業務のなかで児童・生徒の自傷行為に強い問題意識を持っていた人が少なくなかったのではないかと予想されます。

2) 自傷をする児童・生徒への対応状況

以下に、自傷行為への対応経験のある養護教諭657名から回答を得た、自傷する児童・生徒への対応に関するアンケート調査の結果を示します（表7-2）。

それによると、彼らが最近1年間に対応した児童・生徒の人数としては、「5人未満（83.3％）」が大半を占め、他方、「最近1年間はない」という回答をした者は、わずか1.5％でした。また対応の内容については、対応経験者の半数以上が「ある」と回答していた項目は、「継続的に相談に乗った」（77.6％）と「同僚と相談して情報を共有した」（69.9％）でした。以下には、「保護者に連絡した」（42.2％）、「スクールカウンセラーと連携した」（41.4％）、「精神科医療機関と連携した」（19.5％）、「何もしない」（9.6％）、「児童相談所などの相談機関と連携した」（5.3％）が続きました。

この結果から言えることは、養護教諭の多くが年間に対応する自傷する児童・生徒の数は5人未満程度であり、ほとんどの養護教諭が継続的にそうした児童・生徒の相談を行っているということです。

これは相当に大変なことだと思います。というのも、養護教諭の業務には、様々な身体疾患や外傷を理由に保健室を訪れる児童・生徒、あるいは不登校により保健室登校をしている生徒への対応があります。それに加え、薬物乱用防止教育や性教育をはじめとした、様々な学校保健教育の仕事があります。しかし一部の大規模校を除けば、多くの学校では、いまだ養護教諭は各校1名配置という状況にあります。このような状況のなかで、5人未満とはいえ、継続的に相談時間を確保し続けることは、決して容易なことではありません。精神科医のなかにも、外来診療のなかで1日3～4人の自傷患者が混じっていただけでも、「大変だ」「しんどい」と愚痴をこぼす人がいるほどですから。

表7-2 対応経験者全体における対応状況、ならびに、学校種別ごとの自傷をする児童・生徒への対応状況の比較（N=657）

		合計 N=657	小学校 N=220	中学校 N=209	高校 N=208	特別支援学校 N=20	χ^2
最近1年間に対応した自傷をする児童・生徒の人数	最近1年間はない	1.5%	3.6%	0.5%	0.0%	5.0%	77.749*
	5人未満	83.3%	90.9%	89.0%	69.7%	80.0%	
	5～10人未満	12.6%	5.0%	10.5%	22.6%	15.0%	
	10人以上	2.6%	0.5%	0.0%	7.7%	0.0%	
自傷への対応（複数回答可）	何もしない	9.6%	11.8%	3.8%	13.0%	10.0%	12.027
	継続的に相談に乗った	77.6%	66.4%	85.2%	84.6%	50.0%	37.549*
	保護者に連絡をした	42.2%	36.8%	45.0%	46.2%	30.0%	5.827
	同僚と相談して情報を共有した	69.9%	67.7%	76.1%	67.3%	55.0%	7.053
	スクールカウンセラーと連携した	41.4%	26.8%	67.0%	32.7%	25.0%	84.395*
	児童相談所などの相談機関と連携した	5.3%	6.8%	3.8%	5.8%	0.0%	3.107
	精神科医療機関と連携した	19.5%	11.4%	15.3%	31.3%	30.0%	31.334*
対応に際しての困難（複数回答可）	どう対応すべきか分からなかった	65.3%	71.4%	61.2%	63.5%	60.0%	5.645
	関与によってかえってエスカレートした	13.9%	11.4%	12.9%	17.8%	10.0%	4.244
	親に内緒にして欲しいといわれた	33.5%	21.4%	36.8%	42.8%	35.0%	23.674*
	自分のプライベートな時間まで侵食された	7.2%	5.9%	4.3%	11.1%	10.0%	8.081
	職員室で孤立感を覚えた	8.4%	7.3%	7.7%	10.1%	10.0%	1.362
	自分が心身の調子を崩した	10.2%	5.5%	12.9%	13.5%	0.0%	11.785
	外部機関との連携がうまくいかなかった	10.2%	10.0%	6.7%	13.9%	10.0%	5.989
自傷という現象について最も強く感じられること（択一式質問）	他人の模倣・メディアの影響で行っている	5.6%	4.1%	6.7%	6.3%	5.0%	10.580
	周囲の関心を惹こうとしている	83.6%	84.6%	85.2%	81.7%	75.0%	
	自殺に関連する行動である	0.9%	0.5%	1.0%	1.4%	0.0%	
	精神障害による行動である	6.4%	7.7%	3.3%	7.7%	10.0%	
	その他	3.5%	3.2%	3.8%	2.9%	10.0%	

* $p<0.001$

自傷をする生徒・児童への対応に伴う困難についても、学校種別ごとの比較を行っています（表7-2）。高校に勤務する者（22.6％）では、他の学校に勤務する者と比べて、最近1年間の対応人数について「5～10人」と回答する者が多く見られ、有意差が認められました。また、対応の内容については、「継続的に相談に乗った」という項目で有意差が認められ、中学校および高校に勤務する者で比較的その割合が高いという特徴が見られました（中学校85.2％、高校84.6％）。

　また、「スクールカウンセラーと連携した」という項目でも有意差が認められ、中学校に勤務する者で突出して高率でした（中学校67.0％ vs. 小学校26.8％、高校32.7％、特別支援学校25.0％）。さらに「精神科医療機関と連携した」という項目でも有意差が認められ、高校および特別支援学校に勤務する者で高率でした（高校31.3％、特別支援学校30.0％ vs. 小学校11.4％、中学校15.3％）。

　この結果で注目すべき点は2つあると思います。1つは、学校種別によってスクールカウンセラーとの連携状況に差があるということです。この結果は、学校種別間におけるスクールカウンセラーの配置率の違いを反映した可能性があります。前出の『保健室利用状況報告書』によれば、スクールカウンセラー配置率は、中学校では90.2％と高率であるのに対し、小学校24.7％、高校41.9％という現状です。すなわち連携を「しない」のではなく、「できない」という可能性があるわけです。小学校はともかく、生徒の年齢からいって自傷経験者が高率である高校においては、養護教諭が抱える困難はいっそう深刻かもしれません。

　もう1つ注目すべきなのは、精神科医療機関との連携は、全体としては必ずしも高くはないものの、高校と特別支援学校で比較的高率である、という結果です。特別支援学校の場合、入学以前から精神科医療機関によるフォローを受けている生徒も少なくないと予想されますから、そのことが連携のしやすさに影響しているのでしょう。一方、高校生の場合には、年齢が高い分だけ、自傷行為の背景にある精神医学的問題がより明確に現れやすいからかもしれませんし、あるいはスクールカウンセラーが配置されていないがゆえに、医療機関への依存度が高くなっているのかもしれません。

3）対応に際しての困難

　私たちのアンケート調査では、自傷をする生徒への対応に際しての困難についても調べました。何よりも重要な結果は、対応経験を持つ養護教諭の半数以上が、生徒の自傷行為に対して、「どう対応すべきか分からなかった」（65.3％）と回答していたことです。その他には、「親に内緒にして欲しいといわれた」（33.5％）、「関与によってかえってエスカレートした」（13.9％）、「自分が心身の調子を崩した」（10.2％）、「外部機関との連携がうまくいかなかった」（10.2％）、「職員室で孤立感を覚えた」（8.4％）、「自分のプライベートな時間まで侵食された」（7.2％）などの回答が続きました。学校種別ごとの比較では、「親に内緒にして欲しいといわれた」という項目で有意差が認められ、高校に勤務する者で特に高率でした（42.8％）。

　こうした結果から見えてくるのは、生徒とその家族、あるいは同僚教諭とのあいだでとまどい、悩む養護教諭の姿です。たとえば、「親に内緒にして欲しい」という要求ひとつをとってみても、そのことは明らかです。この要求に応じれば、万一、自殺企図へと発展した場合に「内緒にしておいたこと」について、教員として責任を問われる可能性があります。しかし、応じなければ生徒との信頼関係は破綻し、支援の継続が不可能となるかもしれません。「自傷行為への対応」（表7-2・137ページ参照）において、「保護者に連絡をした」と回答している養護教諭が42.2％と意外に低い背景には、こうしたジレンマが反映された可能性もあるでしょう。いずれにせよ、こうした要求の背景には、家族内のコミュニケーションに何らかの問題があるようにも思われます。

　また、自傷行為をする若者に対する援助では、かかわりをはじめた当初、一時的に自傷行為が悪化することはめずらしくありません。回復するプロセスで一時的な悪化を呈するのは、こうした心の問題では時々見られる現象なのです。しかし、そうしたことを知らなければ「私が自傷のことをいちいち心配したりするから、あの子は余計に私の気を引きたくなって、自傷をするのかしら？」といった不安を抱く養護教諭がいたとしても不思議はありません。しかも、そんなふうに悩んでいるときに、たとえばスパルタ式の生徒指

導を好む同僚から、「先生は優しすぎるからね……」などと嫌味を言われると、養護教諭の方たちは深く傷つき、学校保健の担い手としての存在価値に自信を失ってしまいかねないという気がします。アンケートにおいて、比較的少数とはいえ「自分が心身の調子を崩した」とか「職員室で孤立感を覚えた」という回答の背景には、ひょっとするとそうした事情があるのかもしれません。

4）自傷行為に関する理解

表7-2のアンケート調査における「自傷という現象について最も強く感じられること」という項目では、自傷という現象について、それぞれの養護教諭が抱いている印象を、あえて択一式の質問で尋ねてみました。その結果、対応経験者の大半（83.6％）が「周囲の関心を惹こうとしている」と回答し、「自殺に関連する行動である」と回答した者はほとんどいませんでした（0.9％）。

この結果は、自傷行為を「周囲の関心を惹く」ための行動と捉える養護教諭が少なくないことを示しているように思われます。少なくとも、自傷行為を自殺関連行動として捉えている人がきわめて少ないということがいえるでしょう。繰り返し述べているように、自傷行為は自殺企図とは異なるとはいえ、自殺関連行動なのです。その意味では今後、養護教諭を対象とした啓発的な研修会が必要なのかもしれません。

しかし、もう少しうがった見方をすれば、この回答の背景には、自傷行為の対応に追われる養護教諭の疲弊があるようにも感じられます。実際、「周囲の関心を惹こうとしている」という回答を選択した欄外の余白に、「連日、傷の手当を要求する生徒がおり、手当がかえって自傷行為をエスカレートさせているのではないかという不安がある」と書いている養護教諭も何人かいました。アンケート用紙の集計をしながら、連日のように繰り返される自傷行為にとまどい、あるいは辟易としながら無力感や徒労感に苛まれる養護教諭の姿が、私の目の前に彷彿としてくるような感じがしました。

5）精神科医療は有用なのか――自由記載欄の意見から

 ちなみに私たちの調査では、「対応に際しての困難」に関して自由記載欄も設けてありました。調査に協力してくれた養護教諭の多くが、そこに様々な思いを記載していました。そのなかでも特に多かった意見を、参考までに示しておきたいと思います。

 意見は主に４点に集約することができました。

 ①自傷の伝染による拡大、およびそれによる対応の困難化：「他の生徒に傷口をアピールする生徒がおり、他の生徒への影響が危惧された」「連日、傷の手当を要求する生徒がおり、手当がかえって自傷をエスカレートさせている不安がいつもあった」「保健室内には常時、複数の自傷する生徒がいる状況。あまりにも自傷する児童・生徒の人数が多く、ひとりひとりに丁寧に関わることはできない。保健室に養護教諭１人では無理だし、週１回のスクールカウンセラーでも無理」。

 ②保護者との連絡・協力：「保護者の理解が得られなかった」「発見後ただちに家庭に連絡したところ、その子は二度と関わりを持ってくれなくなった。保護者への連絡が必要なことは分かっているが、マニュアル通りにはいかない」「保護者に伝える時の伝え方が難しい。ただパニックになるばかりの親もいるし、頭ごなしに『止めろ』と叱責するだけの親もいる」。

 ③専門家との連携の困難：「精神科に受診していた生徒で自傷を繰り返している子がいた。対応に苦慮していたので、主治医に相談したところ、『普通に対応してください』と言われた。いくら聞いてもその『普通』の意味が分からなかった」「精神科に診察を依頼したら、『リストカットする人はお断り』と言われた」「受診させても薬が処方されるだけで、今度は処方薬を過量服薬するようになった」。

 ④自殺との関連：「自傷がどんどんエスカレートしていって、このまま自

殺してしまうのではないかと不安になることがある。自殺の危険の見きわめが難しい」「自傷を繰り返す生徒で、最終的には飛び降り自殺で亡くなってしまった子がいた。遺された教員や生徒に対する心のケアの必要性を痛感した」。

　このような自由記載欄の意見のなかで、私がどうしても気にかかるのは、「専門家との連携困難」という項目に提示された意見です。「精神科に診察を依頼したら、『リストカットする人はお断り』と言われた」「受診させても薬が処方されるだけで、今度は処方薬を過量服薬するようになった」——これらは、私が研修会の講師として話すたびに、研修参加者から何度となく聞かされてきたことです。果して精神科医療は、自傷行為を繰り返す若者の援助のために役に立っているのでしょうか？　いや、そもそも精神科医は、自傷行為を繰り返す若者のために少しでも役立ちたいと考えているのでしょうか？
　もちろん私自身、同じ精神科医として弁明したい点もあります。なにしろ、現在の精神科外来はとても忙しく、1日の外来で50〜60人の患者の診察をしているという精神科医は、めずらしくはありません。こうした状況では、当然ながら十分に時間をかけて患者の話を聞くことができませんし、短い診察時間では、どうしても治療内容も薬物療法に偏らざるを得ないのです。
　このような精神科外来治療の状況を、私はいくらか自嘲的に「ドリフターズ外来」と呼んできました。もちろん、すべての精神科医がそうではないのは承知していますが、実際に「夜、眠れたか？　飯食ったか？　顔を洗ったか？　歯を磨いたか？　また来週」といった紋切り型の問答に終始する、短時間診察はめずらしいものではありません。
　「ドリフターズ外来」の問題は、結果的に患者に対して、「ろくに話も聞いていないのに、薬だけがどっさり処方された」という印象を抱かせてしまう点にあります。それでも、この治療薬が真の意味で「治療薬」として役立てばよいのですが、残念なことに、なかにはそうした薬を「自分を傷つけるための手段」として用いる自傷患者もいます。それは明らかに、患者として「いただけない行動」ではありますが、患者の側からすれば、そうした行動

とて、「ろくに話も聞かず、自分を理解しようともしない」精神科医に対する怒りを表明している面があるのかもしれません。

　正直なところ、診療報酬の問題や患者の激増という現実など、精神科医の立場からは弁明したい理由は数多くあります。「ドリフターズ外来」をやっている精神科医の多くが、決して「これでいい」と思っているわけではなく、患者に対して申し訳なさを感じながら、やむを得ずそうしているのです。とはいえ、精神科医自身も現実にこういった意見があることを肝に銘じ、自分たちに求められているのは何なのかを、絶えず自問自答する必要があるでしょう。でないと、苦労の末にやっとのことで精神科医療につなげた養護教諭にとってみれば「紹介したら余計に事が複雑になった。紹介しなければよかった」ということにもなりかねないと思います。

　こうしたことは、精神科医にかぎった話ではないと思います。様々な資格を持った専門的な援助者は、本人のニーズはもとより、学校や地域からのニーズにきちんと対応できているのかを絶えず振り返りながら、援助活動をしていく必要があります。

自傷する若者の援助希求能力

　私たちのアンケート調査から分かったことは、中学校・高校の養護教諭のほぼ全員に近い者が生徒の自傷行為に対応した経験があり、その65.3％が「どう対応すべきか分からなかった」と感じているという事実です。これだけでも、自傷行為がいまや学校保健における重要な問題のひとつとなっていることが分かります。繰り返しますが、そのようにして養護教諭の前に現れた生徒でさえも、実は実際に存在する自傷者のなかのほんのごく一部にすぎないことを忘れてはなりません。

　図7-1は、ホートンら（2006）の研究グループが英国で行った大規模中学生調査の結果の一部です。対象となった中学生を「自傷した経験のある群」「（実際に自傷をしたことはないが）自傷について考えたことのある群」「どちらの経験もない群」の3つの群に分け、それぞれに対して「あなたにとって、悩み事を話しやすい相手は誰ですか？」という質問を行い、その回答を棒グ

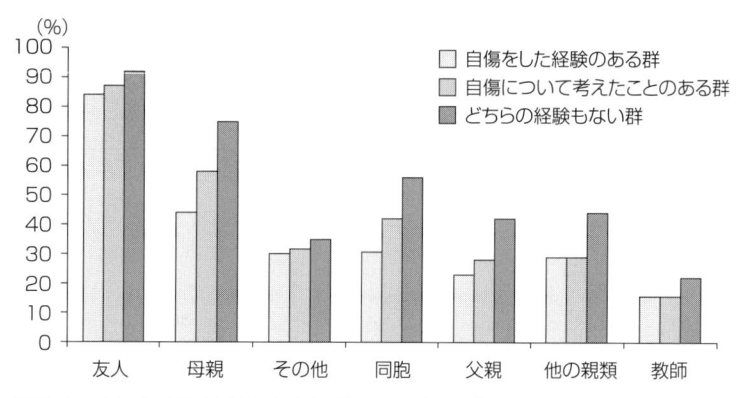

図7-1 自傷をする若者は大人に相談できない（Hawton et al, "By Their Young Own Hands", 2005より引用）

ラフで表現しています。

　この図から明らかなことは、一般の中学生の多くにとって最も相談しやすい相手は家族や兄弟ではなく、友人であるということです。しかし、自傷経験のある中学生では、他の2つの群と比べると、「友人」「親」「きょうだい」のいずれにおいても、相談しやすい相手として挙げている者の割合が低いのです。要するに、「自傷した経験がある」という者は、相談できる身近な社会資源が乏しい、もしくは相談下手であるということなのです。だからこそ、彼らは悩みやつらさを抱えた場合でも、誰にも相談しようとせずに、「身体の痛み」を用いて「心の痛み」に蓋をしてしまうのかもしれません。

　なお、この調査からさらに驚くべき結果が分かっています。まだ実際に自傷した経験がなくとも「自傷について考えたことがある」者にとって、「いずれの経験もない」という者に比べれば、相談できる身近な存在が少ないということなのです。これは、自傷経験者の割合が日本と英国で大きな違いがないことを考えれば、おそらくわが国でも当てはまるのではないでしょうか？　だとすれば、一般の生徒のなかには、自傷経験者の1割に加えて「自傷について考えたことがある」という者まで含めると、少なくとも2割程度の「相談下手」の若者が存在することになります。

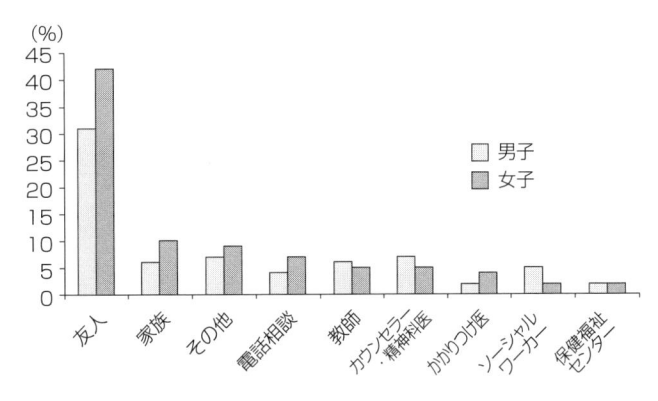

図7-2 自傷する若者は援助希求が乏しい（Hawton et al, "By Their Young Own Hands", 2005より転載）

次に、図7-2を見て下さい。これも同じくホートンらの中学生調査の結果の続きです。今度は、自傷経験のある中学生だけを対象として、「あなたは自傷行為のことを誰に打ち明けたことがありますか？」という質問をし、その結果を棒グラフで示しています。

この図からも明らかなように、自傷経験者のなかで自身の自傷行為について打ち明ける相手は、友人が精一杯のところであり、家族や学校の教員、あるいは精神科医やかかりつけ医、カウンセラー、ソーシャルワーカーといった専門家に相談している者はほんのごくわずかしかいません。日本における「いのちの電話」に相当する電話相談（英国には有名な「サマリタンズ」があります）、保健所や精神保健福祉センターといった公的な相談機関を利用している人も、やはりごくわずかなのです。

この結果は、私たちに2つのことを教えてくれます。1つは、自傷する若者の多くが誰にも相談することなく、周囲に内緒で自傷行為を繰り返しているという事実です。しばしば自傷行為について、「周囲の関心を惹こうとしてやっている」「アピール的にやっている」などと得意顔をして語る援助者がいますが、これは本質的に誤った自傷行為の理解です。2つめは、彼らが最も利用する可能性のある身近な社会資源は、決して専門家や、自傷・自殺

に特化した相談窓口ではなく、友人であるという事実です。これは、自殺リスクの高い若者たちに対する支援のあり方を考えるうえで、非常に重要なヒントとなります。

　要するに、自傷する若者たちはきわめて援助希求能力が乏しいのです。すでに、第4章「苛酷な生育背景の影響（68ページ参照）」において述べたように、彼らのなかの少なくない者が、かつて誰かに助けを求めた結果、「がんばれ」「おまえが悪い」「やられたらやり返せ」と叱責されたりするなど、かえって悪い事態を招いた経験をしています。あるいは、養育者たちが自身の問題で頭がいっぱいで、そもそも相談しづらい環境に生育した可能性もあるでしょう。そうした環境は、人に対する基本的信頼感を破壊し、子どもたちから「悩みを相談する能力」を奪います。

　なお援助希求性の乏しさは、自殺の危険因子としても重要視されています。すべての年代にわたって、女性よりも男性で自殺が多いのは世界共通の傾向ですが、その原因のひとつとして男性の援助希求行動の乏しさが影響していると考えられています。

傷のケアをしないことも自傷行為

　ホートンらは、リストカットのような自傷行為だけでなく、過量服薬も含めた「広義の」自傷行為におよんだ者のうち、その後実際に医療機関を訪れて傷の手当てや胃洗浄、点滴といった解毒処置を受ける者は、全体の1割程度でしかないと指摘しています。わが国ではこうした調査は行われていませんが、自己申告による生徒の自傷経験率と、学校が把握している生徒の自傷経験率とのあいだの著しいギャップを考えれば、わが国でも同様の傾向があることは想像に難くありません。

　それでは、自傷行為や過量服薬をして医療機関を受診した者と受診しなかった者とでは、何が違うのでしょうか？

　普通に考えれば、「おそらく身体的な損傷や服用した薬剤量など、自傷行為による医学的障害の重症度が異なるのではないか」という予測が立ちます。つまり、その身体損傷が重篤だからこそ、医療機関を訪れたのではないかと

いうわけです。しかし、ホートンらによれば、必ずしもそうとは言えなかったというのです。もちろん、医学的障害が重篤であるがために救急車で搬送されてきた者もいましたが、詳しく分析してみると、自傷行為による身体的損傷の程度が変わらないのに、ある者は医療機関を訪れ、ある者は訪れないという事実が明らかになったのです。そして受診しなかった者は、受診した者に比べると人間不信が強く、「どうなってもかまわない」という自暴自棄的な気持ちや、「消えてしまいたい」「死んでしまいたい」といったような、様々な程度の自殺念慮を持っていることが高率に認められました。言いかえれば、傷の手当てを求めて受診した者のほうが、まだしも援助希求能力が高く、自殺のリスクが比較的低いということになります。

　こうした知見を踏まえると、自傷行為とは単に自分を傷つける行為だけを指すのではなく、傷ついた自分をケアしないことも含めた概念であることに気づかされます。考えてみれば、切った後に「傷が化膿してもかまわない」という気持ち、あるいは、深く切ってしまった場合にはきちんと縫ったほうがきれいに治るはずなのに、「ケロイドみたいになって痕が残ってもかまわない」という気持ちは、それ自体がきわめて「自傷的」な発想であるといえます。

　振り返ってみれば、私自身の臨床経験でも、自傷行為の後に決して傷の消毒をしなかったり、包帯を巻かない若い女性患者がいました。あるとき私は、その患者に、切ってしまうのは仕方ないから、せめて切った後に消毒をするようにと提案しましたが、彼女は「先生、それじゃ意味がないです……」と、にべもなく答え、私の提案があっさり退けられたのを覚えています。おそらく彼女にとって、自傷行為におよんだ後に傷の手当てをしないことも、彼女なりの自傷行為の「コース・メニュー」に含まれていたのでしょう。

　その意味では、「切っちゃった」と言って、病院の救急外来や学校の保健室を訪れる若者への対応のヒントが見えてきます。救急外来の医師や看護師、あるいは養護教諭のなかには、そうした自傷行為の、一見するとケロッとした態度に苛立ちを覚える人もいるでしょう。しかし、ここは気持ちを切り替える必要があります。ケロッとしているのは、自傷行為によって自分のつら

い気持ちを軽減した後だからであり、決して重症度を過小評価すべきではありません。そして、「切っちゃった」といって受診した彼らの真意は、「確かに自分を傷つけてしまったけれど、それでも自分を大切にしたい」という気持ちがあったからなのだと理解すべきなのです。ですから、彼らに対する声かけの第一声は、「よく来たね」だと思います。

救急医療機関での対応のあり方

　傷の手当てに関してお話ししたところで、次に救急医療機関における自傷行為への対応についても触れておきたいと思います。

　思えば、私がまだ駆け出しの研修医として大学病院の救命救急センターに配属されていた頃、リストカットや過量服薬で繰り返し救急外来を訪れる若い患者とよく遭遇したものでした。そのとき私の指導医であったある外科医は、そうした自傷患者たちによく説教や叱責をしていたものでした。「自分でやったんだから保険は使えないぞ。すべて自費診療だ」。リストカットの傷の処置を終えて、そんなふうに外科医から怒鳴りつけられた女子高校生が、会計窓口で予想外に高額な医療費（夜間の救急受診のため、自費での支払いは、高校生にとってかなりの負担でした）を請求されて、慌てていた姿をいまでも覚えています。

　他にも、自傷患者に対して、「おまえはバカか。今度やったら傷を縫ってやらないからな！」と恫喝したり、「こっちは死にそうな人を助けるのに手一杯なんだ。おまえらみたいに、自分で勝手にやっている奴の世話をしている暇はない！」と説教していた医師もいました。あるときには、患者のほうが逆ギレしてしまい、「医者は手当てをするのが仕事だろ。何で説教されなきゃいけねえんだ」と反論したために、つかみ合い寸前のすさまじい口論になったこともありました。

　誤解しないでいただきたいのですが、決してその外科医は横暴な人物ではありません。救急外来のどの医師よりも患者に対する強い熱意を持っていました。つまり、説教や叱責にしても、自傷を繰り返す若者たちに何とかして立ち直って欲しいという一心からの言動だったのです。

しかし、自分だけの価値観にもとづいた善意ほど恐ろしいものはありません。いまにして思えば、その外科医から叱責された若者は、そもそも援助希求能力が乏しいために、つらい感情や悩みを誰かに伝えるという方法ではなく、「身体の痛み」で「心の痛み」に蓋をするという方法を選択せざるを得なかったのです。しかし、それでも「自分を大切にしたい」と思いがあったからこそ、おそるおそる病院に受診したのでしょう。にもかかわらず、その病院で頭ごなしに叱責や説教をされたらば、彼らはどう感じるでしょうか？
　おそらくは、「二度と誰にも助けを求めない」と決意し、うかつに誰かに心を開いたりすることがないように、なけなしの援助希求能力を完全に封印してしまうのではないでしょうか？
　援助希求能力を引き出すような支援という意味では、わが国の援助者は、英国の自殺予防対策に学ぶべきことが数多くあるように思います。英国全体の自殺死亡率は、日本の3分の1程度でしかありませんが、英国政府は若者――特に自傷行為やアルコール・薬物乱用問題を持ち、援助希求能力の乏しい若年男性の自殺死亡率が比較的高いことを危惧して、様々な工夫を凝らした対策を行っています。
　たとえば、『リーチング・アウト（Reaching Out：手を差し伸ばす）』（自殺予防総合対策センター，2008）というプロジェクトでは、自殺リスクの高い若年男性に対する啓発的なパンフレットの作成にあたって、従来の「メンタルヘルス」とか「うつ病」といった、いかにも「弱い」「女々しい」イメージのタイトルの啓発用パンフレットでは、若年男性の「食いつきが悪い」と考え、実際に地域の若者に対する聞き取り調査を行っています。その結果、『強行突破』とか『ストレスをぶっ飛ばせ』といったプロジェクト名を採用し、まるでパンクロックのCDジャケットのような啓発用パンフレットを作成する試みをしています。
　このような試みをしている英国は、救急医療機関における自傷者対策も非常に独創的なものでした（Hawton et al, 2006）。自傷行為や過量服薬を繰り返す若者たちを分析したところ、彼らは援助を求めない傾向がありながらも断続的に救急医療機関に受診しており、そこから継続的なメンタルヘルス的

支援にはつながっていないことが判明しました。なぜ、継続的なメンタルヘルス的支援につながらないのか理由を分析したところ、救急医療従事者の多くが、自傷者に対して怒りや嫌悪感といった否定的な感情を抱いており、これに加えて、自傷を繰り返す若者のほうも、医療者に対してかなり挑戦的な態度——たとえば、「うるせえ」「放っておいてくれ」「関係ねえだろ」などといった暴言をとることが多く、医療者の側がメンタルヘルス支援へ紹介する気が失せてしまう場合が少なくないことが判明したのです。

　こうした分析結果を踏まえて、ただちに対策がとられました。具体的には、英国王立救急医学会の主催による、救急医療スタッフに対する研修会開催というものでした。その研修会における最大の目標は、なんと救急医療スタッフが、自殺リスクの高い若者に特有の挑戦的な態度に耐えられる能力を身につけるというものだったのです。つまり、自傷を繰り返す若者が「うるせえ」とか「放っておいてくれ」などと言って拒んだとしても、そこはひと呼吸置き、こみ上げてくる怒りを静め、「まあまあそう言わずに、だまされたと思って専門家に相談したらどうかな？」といった具合に、メンタルヘルスサービスを勧めるというわけです。

　こうした発想は、ぜひわが国でも取り入れたい視点ではないでしょうか。わが国は英国と同様、救急医療スタッフが連日、過量服薬や自傷行為をした患者への対応で疲弊し、苛立っている現状がありますが、学校における保健室と同様、身体のケアを介して最初にかかわる立場にいるからこそ、自傷者の援助希求能力を引き出すうえで重要な役割を担っているような気がします。

自傷する若者との初回面接で心がけること

　これまで、繰り返し学校の保健室や救急医療現場における問題点や課題を論じてきたのは、次に述べる自傷する若者との出会い方（初回面接）の原則を、少しでも抵抗感なく理解してもらうためです。

　私は、自傷する若者とのかかわりで最も大切なのは最初の出会いの場面だと思っており、このことは本書の最重要部分といってもよいでしょう。

　以下に、列挙していきたいと思います（図7-3参照）。

表7-3　自傷する若者との初回面接で心がけること

> ・頭ごなしに「自傷をやめなさい」と言わない
> ・援助希求行動を評価
> ・自傷の肯定的な面を確認し、「共感」する
> ・エスカレートに対する「懸念」を伝える
> ・「もうしないって約束してね」などと無意味な約束はしない

1）頭ごなしに「自傷をやめなさい」と言わない

　初回面接のなかで、自傷する若者に「やめなさい」というのは、絶対に避けるべきだと思います。もちろん、相談を継続するなかでお互いの信頼関係が確立された段階であれば、「やめなさい」ということが必ずしも反治療的であるとは思いませんが、最初の面接でこれをすれば、援助の継続性が疑わしくなってしまいます。

　そもそも彼らは、誰の助けも得られない状況のなかで、何とかして苛酷な日々を生き延びようと自傷行為を繰り返してきたわけです。そうした事情も知らずに、彼らの生きざまをきちんと聞かないうちから、いきなり「やめなさい」と指示することは、彼らの苦労や努力を否定することになります。

　また、自傷行為がアディクションとなっている場合、ほぼ全例が意志や根性だけでやめるのが困難な状態となっているはずです。この段階にある自傷者に対して、やめ方も満足に教えないうちから、単に根性論だけで「やめろ」というのは、ある意味で暴力的とさえ言えるでしょう。

　一般に自傷する若者は、第三者から「頭ごなしに」言われたり、「決めつけられる」ことが非常に嫌いであると考えて下さい。様々な虐待やいじめなどを通じて、理不尽に管理・支配されたり、自分の存在を否定された体験を持っている者が少なくないことと関係があるように思います。こうした体験を生き延びた人は、援助者の管理的・支配的な発言に過敏であり、権威的な人物に対しても嫌悪感を抱く傾向があります。彼らは、最初の面接で「嫌い」「怖い」「この人、苦手」「ダメ」と思ったら、なかなかこの第一印象を消し去ることができません。

　その意味でも、あくまでも対等な立場で、そして援助者が「あなたのこと

を知りたいと思っている」ことが伝わるような姿勢で、面接に臨むべきだと思います。

2）援助希求行動を支持する

　援助場面・相談場面に来たことを肯定的に評価していることを伝えるために、「よく来たね」と言葉をかけてほしいと思います。これまで繰り返し述べてきたように、自傷する若者は援助希求能力が乏しい人たちです。それでも、このように何とかして援助を求めて来たことは評価に値します。彼らの小さな援助希求行動をこまめに支持・肯定することで、少しでも援助希求能力を伸ばしていく必要があります。

　「切るのがやめられない」「また切ってしまった」といった発言に対しても、「そういうふうに言えることはとても大切」と、正直に伝えること、告白することの大切さを伝える場として活用しましょう。「いまは、切るか切らないかよりも、信頼できる人に心を開けることのほうがずっと重要なことである」といったことを伝えられるとよいと思います。

3）自傷の肯定的な面を確認し、共感する

　自傷行為に対して過度な恐れを抱いたり、驚いたり、眉をひそめたりする反応は、援助者として論外というべきですが、「自分を傷つけてはいけない」「自傷はいけないことだ」などと自分の価値観を押しつけるような発言も避けて下さい。

　そもそも人目につかないところで、自殺以外の意図から、死なない程度に自分の身体を傷つけるという行為が、なぜいけないのでしょうか？　私は、そのことを明確に説明できる人など、どこにもいないと考えています。

　自傷者のなかには、「自殺しないために切っている」とか、「人に暴力をふるってしまいそうになるのを抑えるために切っている」という人もいます。自殺したり、人に暴力を振るうことと違い、自傷行為がなぜいけないことなのか、誰も言葉で説明できないはずです。「親からもらった身体を大切にしなくては」などという説教も意味がありません。「その親が気に入らねえん

だよ！」と言われれば、確かに反論の余地はありません。

いずれにしても、自傷者とのあいだで、「なぜ自分を傷つけてはいけないのか」などといった議論をするのは、まったく意味のないことだと思います。

それよりもまず、自傷行為の肯定的な側面に目を向けて下さい。

どんな自傷行為にも肯定的な面があります。「つらい感情を誰の助けも借りずに克服する」——これだけでも、十分に肯定的な効果だといえます。もちろん、誰かに相談できれば一番よいわけですが、それが様々な事情でできない以上、「生き延びるために」自傷行為を用いるという選択は、最悪なものとはいえないのではないでしょうか。ですから「そうか、自傷するとつらい感情が治まるという効果があるんだね」と、その肯定的な効果を確認してあげて欲しいと思います。

そのうえで「そうやってつらい毎日を生き延びてきたとは、本当に大変だったね」と、「自傷行為の肯定」から「大変な状況に耐えて生き延びてきたことへの肯定」にポイントを移していくと、さらによいでしょう。

本来、周囲から否定されやすい（おそらくは、援助場面に遭遇する前に、さんざん周囲から説教や叱責を受けてきたと思われます）自傷行為の肯定的な側面を支持することには、戦略的な意味もあります。自尊心や自己効力感の乏しい若者は、たった１つの問題行動を「いけない」「やめなさい」と否定されただけでも、すぐに「人格を否定された」「全面否定された」と早とちりしやすいところがあります。

私たちは、そうした若者に「あなたがこれまで生きてきたということ、あなたという『存在』は正しい。ただ、ほんの少しだけ改善したほうがいい問題点があるだけだ」というメッセージを伝えたいのです。リネハン(Linehan, 1993)の「弁証法的行動療法」における「認証：validation」に近い考え方かもしれません。そのことを伝えるうえで、自傷行為の肯定的側面を確認することには、一定の治療的意義があります。

4）エスカレートに対する懸念を伝える

前項で、「自傷行為の肯定的な側面を支持せよ」と述べたからといって、

援助者が「自傷行為はよいことだから、それを続けてよいのだ」というメッセージを伝えてしまうのは逆効果です。まずは相手の問題行動に「共感」し、そのうえで援助者としての「懸念」を伝えるべきでしょう。この方法は、断酒や断薬の意欲のないアルコール・薬物依存症の患者に対して有効とされる、「動機付け面接」の考え方にもとづくものです。

　自傷行為を続けることによる不利益は、一時しのぎ的な対処であるがゆえに、根本的な問題は何も解決しないだけでなく、次第にその自己治療的効果が低下して、エスカレートしてしまう点にあります。さらに、「身体の痛み」で「心の痛み」に蓋をすることを続けるなかで、感情語が退化するとともに「心の汚物用バケツ」から名前のない感情があふれ出して、「消えてしまいたい」「いなくなってしまいたい」「死んでしまいたい」という思いにとらわれる可能性があるという点です。

　こうしたことを伝える際には、「あなたはきっとそうなるはずだ」と決めつけるような言い方をしないように注意する必要があります。たとえば、次のような伝え方がよいでしょう。

　「あなたは違うかもしれないけど、私の経験では（あるいは、「一般的には」とか「専門家によれば」という言い回しでもいいと思います）、自傷という『身体の痛み』で『心の痛み』に蓋をしていると、だんだんと自傷の効き目が弱くなってしまって、どうしても自傷がエスカレートしてしまう傾向があるんだよ。そのうちにいくら切っても『心の痛み』が治まらなくなると、『消えたい』とか『いなくなりたい』って感じるようになったり、なかには、もっとはっきりと『死んでしまいたい』と考えるようにもなってしまう。『あなたがそうなったら……』と思うと、心配だな」。

　こうした懸念は、いますぐ治療に役立つわけではありませんが、相談・援助関係を続けるなかで、これらのことが、後に本人の治療意欲を引き出すきっかけとなることは少なくありません。

5）無意味な約束はしない

　ここまで述べてきた初回面接の原則を押さえておけば、自傷する若者の多

くは、援助者に対してある程度の好印象を抱いてくれると思いますが、ここでもう1つ、注意しなければならないことがあります。自傷する若者は、たとえ表面的には挑戦的な態度をとっている者でさえも、「愛されたがり」の傾向があるということです。したがって、彼らは何とかして援助者から「愛してもらおう」として、自分から「もう自傷しないって約束する」などと申し出てくることがあるのです。

　しかし、くれぐれもこの約束には乗らないで下さい。というのも、この約束は破られる可能性が高いからです。すでに繰り返し指摘してきたように、自傷行為にはアディクションとしての性質があります。私たちの生徒対象の調査（山口と松本，2005）でも、「1回以上の自傷行為」の経験者のうちの半数以上が、「10回以上」の自傷経験をもつという事実ひとつをとっても、それが習慣性・反復性を持っている行動であることが理解できると思います。

　こうした特徴を本人自身が誰よりもよく知っているにもかかわらず、うかつにも「もうしない」という約束をしてしまうところが、彼らの「愛されたがり」のなせる技といえるでしょう。このような約束をしたばかりに、後に再び自傷行為をしてしまった場合に、彼らは、「約束を破ってしまった」「裏切ってしまった」と強く自責することになるわけです。その結果、勝手に援助者から見捨てられた気分になって、「1回も100回も同じ」といったような自暴自棄的な考えから激しい自傷行為をしたり、ときには自殺念慮さえ湧いてしまうような場合があります。そこまでいかない場合でも、「見捨てられる前に自分から見捨てる」（これは自己評価の低い人が、なけなしの自己効力感を維持するためによく使う戦術です）という考えから、継続的な面接を中断してしまうことがあります。

　自傷行為の援助のなかで、さしあたって大切なのは「自傷しないこと」ではなく、援助を「継続していること」です。確かに、自傷する若者は自殺のリスクが高いですが、それは自傷が続いているからではなく、援助関係につながらない——つながったとしても、ドロップアウトしやすいからなのです。大切なことは援助関係を継続していることです。

　したがって、もしも自傷者から「もうしないって約束する」と言われた場

合には、それをやんわりと制して、次のように伝えたほうがよいと思います。
　「そんな約束はしないでいいよ。それよりも、もしも自傷してしまったときには、必ず報告に来て欲しい。できれば自傷したくなったときに、実際に自傷してしまう前に来てくれたらなおいいけれど、たとえ自傷したとしても、そのことをちゃんと報告してほしい」。
　ときどき熱血教師（そのような教師は、不思議と生徒指導担当を任されていたりするものです）が、自傷する生徒に対して、「もう自傷しないって、俺と約束しろ」などといって、女子生徒に「指切りげんまん」を強要することがありますが、これは好ましいやり方ではありません。自傷行為からの回復に必ずしも役立つわけではないことを理解しておいてほしいと思います。

親に内緒にしてほしい⁉

　1）信頼関係か、リスクヘッジか
　それでは、自傷する若者から「親に内緒にしてほしい」と言われた場合には、どうしたらよいのでしょうか？　さきに示した養護教諭のアンケート調査（137ページ参照）でも、自傷する生徒の対応で苦慮した状況として、本人からこのような要求をなされた場面を挙げている人は少なくありませんでした。私が、様々な研修会で自傷行為への対応について講演した際にも、このことについては毎回のように質問が出されます。おそらく現場では、非常に頭を悩ませる問題となっているのだと思います。
　確かに難しい問題です。自傷する若者との援助関係を継続するには、「内緒にして欲しい」という本人からの要望に応える必要があります。しかし、たとえば学校の保健室やカウンセリング室のような教育機関の現場において、今まさに未成年の自傷者を援助している経過中に、自殺企図などの行動が見られた場合を想像してみて下さい。おそらく、その事実を保護者に伝えなかったことの是非は、当然問われるのではないかと思います。
　近年、一般の保護者の教育関係者に対する視線は、ときとして理不尽なまでに厳しいものがあります。そうした情勢を踏まえると、万一の場合のリスクヘッジとして、やはり「内緒」にしておくべきではありません。

2）自傷する子どもが恐れる親の反応

　大切なことは、自傷する子どもが何を恐れて「親に内緒に」してほしいと考えているのかを知ることだと思います。そのように要求する子どもの多くが、親との関係がうまくいっていない——少なくとも自傷する子ども自身はそう思っている可能性が高いといえるでしょう。あるいは、思いを親に伝えようとしても、それが歪曲されて受け取られ、かえって事態が悪化するような体験をしている可能性もあります。

　実は、自傷する子どもが恐れているのは、単に「自傷行為をしている」という秘密を親に知られることそのものではありません。子どもが恐れているのは、「自分の子どもが自傷行為をしている」という事実を知った親がとる反応なのです。そうした親の反応には、過剰な反応と過小な反応という2つのタイプがあります。

①過剰な反応

　この反応にはさらに2つの種類があります。第1の過剰な反応は、頭ごなしの叱責・禁止です。「リストカット？　何、バカなことをやっているんだ!?」と一喝し、なかには自傷行為をしたという理由から体罰を加えるという、信じがたい親もいます。

　親としては「愛の鞭」のつもりなのかもしれませんが、苛酷な状況を生き延びようとして密かに自傷行為を繰り返していた子どもにしてみれば、こうした対応はますます彼らが抱いている、「自分は余計な子」「要らない子」という自己イメージを強化し、絶望感を深めることになるでしょう。

　ある患者の親は、子どもに自傷される親のつらさを思い知らせるために、子どもの目の前で親自身がリストカットして見せたことがありました。これはまったく見当違いの対応です。こうした行動によって、子どもはかえって自分の気持ちを伝えられなくなってしまいます。その意味で、こうした報復的な行動も、頭ごなし叱責や禁止と同質のものといえます。

　第2の過剰な反応は、親の過度な自責と混乱です。たとえば、「子どもが自傷行為をするにいたったのは、自分が親としてダメだからだ」と強く自責

して涙に暮れたり、「自殺未遂をした」と勘違いして、激しく動転する反応です。子どもなりに、親自身もいろいろな苦労を抱えていることを知っているからこそ、あえて親には相談せずに苦痛を自分一人で解決しようとしていたわけです。なかには、「自分が悪い子だから、親はいつもつらい思いをしている」と思い込んでいる子もいます。したがって、自傷行為の事実を知った親が過度に自責をしたり、「自殺してしまう」と大慌てをする姿を見た子どもは、ますます激しく自分を責め苛み、おそらくますます自傷したい気持ちになってしまうでしょう。

②過小な反応

　私自身の臨床経験のなかでは、過剰な反応以上に多いのが過小な反応です。子どもが自傷行為をしていると知っても、淡々とした冷静な態度を崩さない親がいます。

　「リストカット？　ああ、知っていました。『誰かの真似』をしているだと思います。きっと『関心を惹こうとして』やっているんだと思います。だから、いちいち指摘するとかえって癖になると思って、放っておきました。自分の口があるんだから、言いたいことがあれば、そのうち自分で話すだろうと思って様子を見ていたんです」。

　自傷する若者の親のなかには、ときどきこんな発言をする親がいるのです。自分が混乱してしまうのを無理に抑えようとして、冷静さを装っているのかもしれませんが、そうだとしても、この反応は問題です。これでは、むしろ過剰な反応のほうがよいくらいです。

　自傷する若者に言ってはならない、いわば禁句ともいうべき言葉があります。それは「誰かの真似」と「関心を惹きたくてやっている」の２つです。自傷行為のことをひたすら人に隠している自傷者のなかには、知られることで周囲から「誰かの真似」とか「関心を惹こうとしている」と言われるのが嫌で、秘密にしている者もいます。したがって、親との同席面接で、もしも親からこの言葉が出てしまったら、子どもは深く傷つき、「だから、親に知られたくなかった」と援助者に抗議をするでしょう。その意味でも、援助者

は、親がこの２つの言葉を口にしないような配慮が必要になってきます。

３）親にどう伝えるか

以上に述べた２つのタイプの親の反応を踏まえ、どのようにして親に伝えたらよいのか考えてみましょう。

理想的なのは、まずは子どもに対して援助者が自傷行為について親にどのように説明しようと思っているのかを伝えたうえで、親との同席面接について、子どもから同意を得るのがよいと思います。その際、次のような言葉を子どもに提示するのがよいと思います。

「自傷行為とは、自殺企図とは違うものです。同時に、それは決して『誰かの真似』ではありませんし、『誰かの関心を惹きたくて』行うものでもありません。自分なりにうまく言葉にできない、つらい状況のなかで出てきた行動なのです。ですからこのまま何の支援もしなければ、何年か先には自殺を考えなければならない深刻な状況に陥ってしまう可能性もあります。そうならないためには、継続的なカウンセリングとご家族の理解と協力が必要なのです」。

この説明の要点は、自傷行為を(1)自殺とは異なるとしつつも、(2)決して演技的・操作的な行動ではなく、(3)何らかの苦痛が存在するサインであり、(4)この苦痛を放置すれば将来的には自殺につながる、という点にあります。

これらの内容は学術的にもまったく正しいものです。しかも「誰かの真似ではない」「関心を惹くための行動ではない」という具体的な表現も加えることで、親がこうした発言をするのを先んじて制するようにしています。また親のなかには、子どもの自傷行為と向き合うことに消極的な人もいるので、これに対しても理解と協力の要請を盛り込んであります。

私自身の経験では、こうした説明に不満を漏らしたり、親に対する説明を拒否されたことはありません。できるかぎり、本人からの同意を得る必要がありますが、たとえ子どもから拒否されたとしても、伝えられたところが学校の保健室やカウンセリング室のような場所であったり、あるいは本人が未成年である場合には、親には自傷行為のことを伝える必要があります。もし

も親が面接に訪れてくれなければ、電話などの方法で伝える必要もあるでしょう。その際には、提示したような内容を電話で説明するとよいと思います。

ここで注意してほしいのは、必ず本人との同席面接で親に伝えることであり、もしも親が面接に来ることができず、やむを得ず電話で伝えなければならない場合には、ぜひ本人がいる前で電話してほしいということです。というのも、親のなかには、こちらの説明を曲解し、あるいは親自身にとって都合のよい部分だけを取り上げて、「あの先生、あなたのことをこう言っていたわよ」などと、子どもにフィードバックすることがあるからです。親がフィードバックする内容によっては、援助者が細心の注意を払って築き上げた本人との信頼関係を、一瞬にして破壊されてしまう場合もないとはいえません。そうしたことを防ぐ意味でも、本人が証人として同席することで、援助者が親に何を伝えたのかを見届けてもらう必要があるのです。

このような配慮をしたとしても、当の本人としては、「親に内緒にしてほしかったのに」という不満が残る場合はあるでしょう。しかし、先に提示した内容であれば、援助関係が致命的な破綻をすることはないと思います。たとえ一時的に面接が遠のいても、またつらさが高まる状況に遭遇すれば、再び来談してくれる可能性が高いでしょうし、仮に再び来談することはなくとも、別の場所で援助を求めてくれる可能性が高いと思います。「親に内緒にしてほしい」という言葉の裏には、「親が信じられない」という思いがあると予想されますが、援助者とのやりとりを通じて、「すべての大人が自分の親と同じではない」ことを理解してくれるだけでも、その子どもの援助希求能力を伸ばすことに貢献できると思います。

援助者は仲間を持つ必要がある

1)「タフ」になるな！

先に紹介したアンケート調査で、研修会に参加した養護教諭の約65％が、自傷する児童・生徒に「どう対応すべきか分からなかった」と回答し、それゆえに自傷行為は学校保健における重要な問題であると述べました。

それとは矛盾するようですが、他方で私は「対応が分かる」と考えている

約35％の養護教諭のことが、いささか心配になってきます。一体、どんなふうに「分かっている」のか、疑わしいと思ってしまうのです。というのも、自傷行為の対応について、このように分かったようなつもりで書いている私であっても、実際の臨床場面では、とまどったり悩んだりすることの連続だからです。一般的な原則論を言うのはたやすいですが、実際の自傷患者はまさに十人十色というべきで、たえず頭を働かせながら「次の一手」に悩まなければならないのが正直なところです。

　養護教諭の研修会や事例検討会に行くと、ときどき大ベテランとおぼしき方々と遭遇することがあります。そうした大ベテランの教諭は、講演の休憩時間などに、「ああいう（自傷を繰り返す）子は、人に関心を持ってもらいたくて、人の目につく場所で、人の目につくところを切るのよ」「保健室に来ても、学校で起きたケガでなければ、いっさい処置はしないようにしています」などと、自信満々に周囲に話す声が聞こえてることがあります。さらには、私が講演を終えた後に「リストカットは自殺じゃないんですよね!?」と、何か言質でもとろうとするかのように声をかけてくるのです。

　私は呆気にとられながらも、つい勘ぐってしまいます。この方たちは、自傷する生徒に対して、自分だけの思い込みにもとづいて、ずいぶんと乱暴な対応をしているのではないか、と。

　もしもそうならば、「困ったことだな」と思いますが、実は精神科医療関係者のなかにも、このようなタイプの人はいるものです。精神科医でいえば、非常なハードな臨床現場でまさに孤軍奮闘、誰の助言もなく、相談相手や愚痴をこぼす相手もなく頑張ってきた、タフな人に多い気がします。そして長い年月のなかで、いつしか臨床にかける熱意は思い込みの強さに、そしてタフネス（屈強さ、折れなさ）は別のニュアンスを帯びたタフネス（粗っぽさ）へと変化します。

　メンタルヘルスの専門家は、事例検討会や研究会に参加したり、個別のスーパーバイザーに助言を求めることで、自分の日々の活動をねぎらわれ、褒められ、あるいはまた助言を受けることで、自身の繊細な感性が摩耗しないようにしておくことが求められます。

そう考えてみると、私が「乱暴」という印象を受けた大ベテランの養護教諭にも、駆け出しの頃には様々なメンタルヘルスの問題を持つ生徒と日々奮闘し、心を尽くしてかかわっていた時期があったのではないかと思います。しかし、他の同僚教諭の無理解や職員室での孤立感にさらされ、仲間からの承認や賞賛が得られないなかで、少しずつタフに（乱暴に）なってしまったのかもしれません。

　自傷する若者を支援する者は、タフになってはいけないと思います。もちろん、自傷行為による傷から出た血液を見て気を失ったり、身体が震えたりするような「ヤワな」ことでは困りますが、荒々しくなり過ぎるのも困ります。援助者が「タフ」になることを回避するには、仲間が必要です。仲間とは、自分の苦労をねぎらい、分かち合い、互いに褒め合い、愚痴り合う仲間であり、困難なケースに一緒に立ち向かってくれるチームメイトです。理想的には、職場の同僚のなかにそのような仲間が見つかればよいのですが、つねにその関係がうまくいくとはかぎりません。そんな場合には、職場を超えて、同じ援助者同士の事例検討会や研究会（いや、この際、単なる飲み会でもよしとしましょう）に積極的に参加し、援助者として孤立しないようにする必要があります。

2）「距離をとれ」ではなく、「複数であたれ」「チームを作れ」

　自傷する若者を援助する者には、サポーターやチームメイトが欠かせないのは、前述したように、悪い意味での「タフ」にならないためだけではありません。

　たとえば、こんな話があります。ある熱心な養護教諭は、日中はもとより夜間まで、自傷を繰り返す生徒の対応に追われて疲弊していました。夜間も対応に追われることになった理由は、その生徒に自分の携帯電話のメールアドレスを教えたからです。そのため、夜通し「切りたい」「死にたい」のメールがひっきりなしに届く状況となってしまったのです。

　その生徒は精神科に通院していましたが、「病院に行ってもあまり話を聞いてもらえない」という不満を持っており、やむを得ずその先生が対応する

ことにしたのです。

　しかし結局、夜中じゅうその生徒の対応をすることになり、翌朝は寝不足のままで学校に行くことになります。気づいたときには、疲労困憊の状態でした。

　そんなときに、学校医からこんな助言がありました。「あの生徒は境界性パーソナリティ障害だから、一養護教諭にはとても手に負えない。先生は完全に巻き込まれているから、距離をとりなさい。もうあまりかかわってはダメだ」。

　この助言以後、養護教諭はその生徒が保健室を訪れても、努めてそっけなく対応し、携帯メールへの返信も控えるようになりました。しかし、その後まもなく、生徒は飛び降り自殺により死亡してしまい、そのことを知った養護教諭は激しく自責し、今度は自分が重篤なうつ病となり、休職することとなってしまったのです。

　この類の話は、ときおり耳にすることがあります。もちろん、生徒に自分の携帯電話の番号やメールアドレスを教えるのが適切な対応とはいえません。最初のうちは親身になって対応することができても、途中でそれを続けるのが困難となった場合、結局相手を失望させ、かえって傷つけることになりかねないからです。しかし、いついかなる場合も、絶対に教えるのがいけないとは言い切れません。夜中に電話やメールで訴える行為は、大切な援助希求行動であり、そうしないと自殺を防止できない若者も確かに存在します。

　このような場合、援助のあり方について気軽に話し合える仲間がいたら、何らかの助言を得て、一人で抱え込んで夜間も対応し続けるという方法をとらなくてもよかったはずです。どうしても、夜間に電話やメールで対応せざるを得ない場合も、仲間と分担することができたかもしれません。援助者が孤立していると、そういう方策をとりづらいのが難しいところです。

　また、自傷を繰り返す若者や、いわゆる境界性パーソナリティ障害と診断されるような若者への対応について、単に「巻き込まれているから、距離をとれ」とだけ助言する専門家がいますが、私はこれほど無責任な助言はないと考えています。何かを伝えているようで、実は何も伝えていないに等しい、

きわめて不適切な助言です。例に挙げた養護教諭のように、「距離をとれ」という言葉を、文字通り「相手との物理的・心理的距離をとる」という意味に解してそっけなくしたり、冷淡に接することとなり、結局は最悪な事態を招いてしまう可能性があります。

この「距離をとれ」という助言の真の内容は、「相手の援助に没入するあまり、自分や相手の置かれた状況を、客観的かつ冷静に見ることができなくなっているから、それができるように援助体制を整えるべきだ」ということだと思います。そのためには、物理的・心理的に距離をとることが重要なのではなく、援助すべき相手に対して複数の援助者であたること、もしくは援助チームを作ることが必要なのです。そうすることで、対応に関していろいろな知恵が出てくる可能性がありますし、困難な状況も分担できます。そして万一、自殺既遂のような不幸な事態（もちろん、これはあってはならないことですが、メンタルヘルス領域の援助では避けがたい場合もあります）があったときにも、その精神的打撃を分かち合う仲間がいるのです。

最後にもう一度繰り返します。援助者には仲間──すなわち、サポーターやチームメイトが必要なのです。

本章のまとめ

本章では、自傷する若者を援助するうえで、前提として心得ておいてほしい事項について論じました。

自傷する若者は援助希求能力が乏しく、なかなか援助の場に登場しません。援助者のなかには、自分の経験だけから物事を判断してしまう人もいますが、それは自傷行為に関するかぎり、正しい判断とはいえない可能性が高いです。援助者が出会っている自傷者は、氷山の一角にすぎないことを理解する必要があります。

そうしたことを踏まえて、本章では初回面接で注意すべき点を述べ、援助者として仲間を持つことの大切さについて論じました。しかし、あたりまえの話ですが、自傷する若者の援助が初回面接だけで事足りるわけではありません。むしろそれは、しばしば年余にわたる長旅です。そして、長旅をする

にあたっては、どのような旅装で行くかを判断しなければなりません。それが、すなわち自傷行為のアセスメントということになります。
　次章では、自傷行為のアセスメントについて論じたいと思います。

第8章

自傷行為のアセスメント

なぜ自傷行為のアセスメントが重要なのか

　これまで繰り返し述べてきたように、自傷行為は「心の痛み」への対処として行われます。その意味では、自傷行為は生き延びるための対処戦略のひとつといえます。しかしその戦略は、あたかも何らかの感染がもたらす疼痛に対して、鎮痛剤だけを漫然と投与する治療にも似て、あくまでも対症療法にとどまるものです。すなわち、鎮痛剤の投与は疼痛を緩和させ、生活障害を一時的に改善するかもしれませんが、その反面で感染の拡大には全く効果がなく、痛みを感じないあいだに、身体は確実に死に向かって衰弱している可能性があるわけです。自傷行為もこれと同質の「自己治療」なのです。

　だからこそ、再三述べてきたように、自傷行為そのものは自殺企図とは異なるものの、長期的には自殺につながる自殺関連行動なのであり、「自傷行為は対処行動であるから放置してよい」という理屈は成り立たないわけです。

　それでは、自傷行為を即刻やめさせ、原因に働きかける根治療法を行えばいいのかといえば、そう簡単な話ではありせん。単に自傷行為をやめたからといって、それで「心の痛み」が消えるわけではありませんし、将来における自殺の危険がなくなるといった単純な話ではないのです。また、根治療法をしようにも、自傷を繰り返す者がどのような精神的苦痛を抱えているのかを同定することからして、難しい場合が少なくないのです。

　というのも、彼らは切ることによって、「何も起こらなかった」「何も傷つかなかった」と自分に信じ込ませています。また、長いあいだ「心の痛み」

に蓋をしてきたことで、感情語が退化しています。ですから、彼らは自身の内面で起こっていること——様々な精神的苦痛や、ときには自殺の危険についてさえも、うまく言葉にすることができないのです。

このように、言葉では多くを語れない自傷者に対して援助者ができることは、自傷行為の傷を丁寧に観察し、そこからできるかぎりの情報を収集することです。ウォルシュ（2005）は、自傷行為に大いに関心を持ち、支持的な雰囲気のなかで丁寧かつ詳細に情報を収集し、評価するだけでも自傷行為の頻度を減少させる場合があると指摘しています。だとすれば、援助や介入の第一歩として、自傷行為のアセスメントがきわめて重要になってくるわけです。

このようなことから、自傷行為のアセスメントに際しての着眼点について、以下に説明していきたいと思います。

自傷行為の様態と性状のアセスメント

1）行為の意図・身体損傷の程度・非致死性の予測

あたりまえの話ですが、まずはその自傷行為が自殺の意図にもとづくものではなく、身体損傷が非致死的なものであるかどうかを確認しなければなりません。もしも、その自傷行為が自殺の意図から行われている場合、あるいはその意図にかかわらず、致死性の高い身体損傷をもたらしている場合には、自傷行為ではなく、自殺企図としての対応が求められます。また、たとえ非致死的な損傷であっても、本人が「こうすれば死ねると思った」というように、致死性の予測があったのであれば、やはりそれは自傷行為ではなく、自殺企図として扱われるべきです。

2）自傷の部位・方法

まず、自傷の部位が「手首」なのか「腕」なのか、他の部位にもおよんでいるのかを評価する必要があります。私たちの研究（Matsumoto et al, 2004b）によれば、腕だけに限局した自傷者は、自殺念慮の経験が少ない代わりに習慣性が高度で、解離傾向も重篤であることが少なくありません。

一方、手首だけに限局した自傷者は、習慣性や解離傾向は目立ちませんが、代わりに自殺念慮を抱いた経験を持つか、あるいは自殺の意図から自傷行為におよぶことが多い傾向にあります。また、手首と腕の両方を自傷している者は、習慣性あるいは解離傾向や抑うつ気分の程度の深刻さが高度であり、過去に自殺念慮を抱いた経験を持つ割合も高率です。

　また、衣服で隠れる部位を自傷している場合に比べると、隠れない部位を自傷している場合のほうがより深刻であり、自分の意志で自傷行為をコントロールできなくなっている可能性が高いと考えるべきです。自傷行為は、基本的に人に隠れて行われるものですが、苦痛が切迫してくると、その部位が衣服で隠れる場所かどうかを考えるゆとりがなくなるわけです。ですから、衣服で隠れない部位に自傷した者の多くが、その部位を傷つけたことを不本意に感じるものです。

　いずれにしても、大切なのは、初めて自傷行為をしたときから現在にいたるまでの自傷部位や自傷方法の変遷について、情報を収集することです。詳しく聴取してみると分かるのですが、刃物で切りはじめるはるか以前より、「シャープペンシルやコンパスで手甲を突く」「瘡蓋をむしる」「血がにじむほど皮膚を掻く」といった方法で自傷をしていたという人は意外に多いものです。

　このように、自傷する身体部位が増えたり、自傷に用いる方法が増えるのは、自傷による「心の痛み」を緩和する効果に耐性が生じ、同じ部位・方法では以前と同程度の効果が得にくくなっていることと関係があります。つまり、当初の自傷が持っていた新鮮な効果を再発見しようとして、まだ自傷していない身体部位を探したり、方法を変えてみるわけです。ちなみに、切る以外の方法として、火のついたタバコを押しつける、鋭利な物で刺す、あるいは壁や身体を殴る、壁に頭をぶつける、皮膚を噛むといった、道具を用いないタイプの自傷行為もよく用いられる方法です。なお、ウォルシュとローゼン（1988）は、自傷行為における様式の種類の多さは、その人が幼少期に受けた虐待被害や外傷体験の種類の数と相関すると指摘しています。

　また私の臨床経験では、自分の首を絞める、金槌で指を打ち砕く、胸に十

文字の深い切創を作る、瀉血するといった不可解でグロテスクな様式の自傷は、解離性同一性障害で見られることが少なくないという印象があります。

3) 自傷創の様態と自傷後の医学的処置

　傷の大きさ・長さはもとより、傷の配置・形態にも注意を払って観察する必要があります。複数の自傷創が整然と並んでいる場合には、ある程度、自分なりに自傷行為のコントロールができていると考えられますが、反対に乱雑で汚い創の場合には、自傷行為がコントロールできなくなっている可能性が高いといえます。

　自傷後に消毒したり、医療機関で縫合などの処置を受ける行為は、いずれも「確かに自傷をしてしまったが、それでも多少は自分を大切にしようとする行動」として賞賛されるべき行動といえます。他方で、自傷後に創を放置し、感染の危険がある場合や創がケロイド状に瘢痕化してもかまわないという態度は、それ自体が「自傷的」なものであり、その背景に自暴自棄の考えや強い自己嫌悪の存在をうかがわせます。

4) 自傷行為に用いる道具

　清潔なカミソリを用いたのか、刃こぼれのあるカッターを用いたのか、あるいは不潔な釘や金属片を用いたのかについて評価する必要があります。刃面が不整な道具、あるいは不潔な道具を用いるほど、その行為の背景に強い衝動性と自己破壊的な意図が存在する可能性が高いといえます。また、爪で引っ掻く、内出血するほど身体を拳で叩く、皮膚を噛む・囓るなどといった道具を用いない自傷行為では、「道具を探す猶予もないほど」切迫し、混乱した精神状態にある可能性を示唆します（松本と今村, 2009）。

5) 自傷を行った場所・時間帯

　自傷を行う場所や時間帯に関する情報を収集することは、自傷衝動の引き金を同定したり対処法を考えたりするうえで、大変役に立ちます。

　たとえば他人がいない場所や、家族が不在もしくは寝静まった時間帯に自

傷行為が行われる場合には、自傷という「秘密」を家族に知られたくないという意図が推測されます。ウォルシュとローゼンによれば、こうした自傷者の場合には、苛酷な家庭環境に過剰適応していて、自分が家族に対して怒りを感じているといいます。そのような自傷者の場合、家族に怒りを感じていること自体に罪悪感を覚えており、だからこそ自傷行為のことが家族に知られないように、周到に傷を隠すわけです。

それとは反対に、人の目に触れる状況で行う場合には、意思疎通・援助希求の意図があると考えられます。言葉ではうまく伝えられない、救いを求める「SOS」のこともありますし、腕力や議論ではかなわない相手に対して、自分の要求を通すために行われることもあるでしょう。

なお、援助関係の構築の困難さという点では、後者よりも、前者のほうがはるかに大変です。前者の場合には、人間関係において基本的信頼感が損なわれていることが少なくなく、援助者との信頼関係の構築にも時間と労力を要する傾向があります。

6) 自傷行為に先行する感情・認知・状況

自傷行為の誘因となった感情・認知・状況に関して情報を収集するのは、次章で詳述する「引き金」の同定や対処スキルの修得にあたって、大変役立つ情報となります。「自傷したい」という衝動を刺激する引き金を分析していく作業を通じて、自傷者によってまだ語られていないトラウマ体験を推測することができる場合もあります。

また、「切れ」もしくは「死ね」などといった命令性幻聴によって自傷がなされている場合には、統合失調症と診断する前に、解離性同一性障害への罹患を疑ってみる必要があるでしょう（詳細については、第6章を参照）。

7) 自傷行為に対する衝動の強さと抵抗する試み

「切りたい」「切らなきゃ」と感じてから、実際に自傷行為におよぶまでのあいだにどの程度の時間を要したか、あるいはそのような自傷衝動に抵抗するために何か別の行動をとっていたり、気持ちを紛らわす行為をしていたか

どうかについて評価します。たとえば、「学校では切ってはいけない」と理解していて、ふだんは帰宅するまで自傷を我慢していたのにもかかわらず、あるときそれに耐えきれず校内で自傷してしまったという場合には、自傷行為に対する衝動はかなり強く、もはや自力ではコントロールできないほどであるといえます。

衝動を自覚してから行為までの時間の短さは、自傷衝動の強さをモニタリングするのに有用であり、衝動に抵抗する努力や試みに関する情報は、自傷者本人がどの程度、変化（自傷行為をやめたいと思っているかどうか）を求めているかを推測するのに有用です。

8) 自傷に際しての痛み・記憶・解離

自傷行為の最中に感じた痛みの有無、あるいはその行為の記憶に関する情報は、解離症状の重症度を評価するのに役立ちます。

痛みについては、「まったく感じない」という人から「感じるけれど、鈍い」という人まで、その痛覚知覚の様態は様々です。また、自傷に関する記憶についても、「全くない」という人から「確かに記憶はあるけれど、自分がやったという実感が湧かない」という人まで、いろいろなパターンがあります。

解離と自傷行為の関係はきわめて複雑であり、自傷行為が解離に拮抗的に働く場合もあれば促進的に働く場合もあり、しかも経過中に別のパターンに移行することもめずらしくありません。いずれについても、背景に推測される病態が異なりますが、なかでも解離性同一性障害の患者の場合には、主人格と交代人格との関係性が、自傷行為と解離との関係に大きく影響しています（第6章参照）。

それから、少々奇妙な話に聞こえるかもしれませんが、私たちの研究（松本と山口, 2005）によれば、「自分が生きるためには自傷が必要」であると思いこんでいる者ほど解離傾向が顕著である一方で、高度な解離ゆえに「痛みを感じない」自傷者ほど、自殺念慮を抱いたことがある者が多いことも分かっています（Matsumoto et al, 2008b）。

「生きるためには自傷が必要」という人は、それくらい強い精神的苦痛を体験し、追い詰められており、「自傷でもしないと、とても生きてはいられない」状況にあると考えるべきなのでしょう。

なお、重篤な解離状態を呈している自傷者は、経過中に致死的な結果を招くリスクが高いことを心得ておく必要があります。たとえば、いつもの自傷行為とは別に、「飛び降り」「縊首」などの致死性の高い自殺行動が出現する危険があります。私の臨床経験では、当初は「痛みを感じる」自傷をしていた者でも、「心の痛み」を抑えるための「身体の痛み」を求めて自傷を繰り返すうちに、徐々に痛みに鈍くなり、自傷行為がより深刻な様態へとエスカレートしたり、二次的に解離症状が発展する場合があるように感じています。

9) 自傷行為に先行する物質摂取

アルコールやベンゾジアゼピン系の抗不安薬・睡眠導入剤は、その酩酊作用によって衝動性を亢進させ、自傷の誘因となることがあります。これらの物質の影響下では痛覚が鈍麻するため、通常よりも深刻な自傷となり、意図せず致死的な結果をもたらす可能性が高いという問題もあります。

10) ボディモディフィケーション(身体改造)

すでに述べてきたように、自傷者のなかには、ピアッシングやタトゥーといったボディモディフィケーションをファッション目的ではなく、「痛み」を求めて行っている場合があります(第4章参照)。なかでも、ピアッサーを用いて自分でピアスの穴を開けたり、不潔な針を使って自分で墨を入れるといった行動については、自傷行為と同じように「心の痛み」を緩和するための対処行動として行われた可能性がないか、検討してみることが必要でしょう。

ちなみに私たちの研究によれば、自傷行為とボディモディフィケーションの双方を行っている者では、解離や抑うつ症状が重篤であり、切る以外にもこぶしで壁を殴ったり、火のついたタバコを自分に押しつけるといった、多様な方法による自傷を行う者が多く、また自殺企図歴の多いことが明らかに

なっています (Matsumoto et al, 2005b)。

11) 自傷後の感情の状態

自傷行為の多くは、不快感情への対処として機能しているので、援助者のもとに「自傷してしまった」「切っちゃった」と報告に来た時点では、自傷者の精神状態はすでに落ちついていることが通常です。しかし、報告時点においてもなお、「まだ切りたい」「いくら切っても足りない」と焦燥・興奮を呈している場合には、自傷行為が持つ治療的効果の耐性が上昇し、通常の自傷行為では求める効果が得られなくなっている可能性が考えられます。このような場合には自殺の危険が高く、薬物療法や入院などの精神医学的治療の導入を検討しなければなりません。

12) 自傷の告白と周囲の反応

家族や親友、恋人といった重要他者に自傷したことを告白しているか、あるいは隠しているのかといった点を評価する必要があります。

一般に、自傷の告白をする者のほうが援助は容易であるといえます。それだけ、まだ人間に対する信頼感が残っているわけですから。

反対に、自傷を隠す者、また治療場面で援助者に自傷創を見せてくれない者の場合には、人間に対する不信感が強く、援助関係の構築にあたっては援助者はかなりの忍耐を求められることがあります。なかには、自傷を知られることが、「知られてはいけない家族の秘密（たとえば、親のアルコール問題や近親姦など）」の曝露につながると思い込み、必死になって隠そうとする者もいます。

自傷の告白に対して、重要他者がどのような反応を示しているかについても情報を得ておく必要があります。重要他者が、本人に対して共感的な態度で反応しているか、それとも、自傷を「誰かの真似」「関心を惹くための行動」と深刻さを矮小化していたり、あるいは「自分で切ってりゃ世話ないな」「死ぬ気もないくせに」「そんなんじゃ死ねないよ」などと、挑発的な態度をとったり、「見て見ぬふり」に代表されるような無視や否認をしている

かどうかを評価します。

深刻さの矮小化、挑発的態度、無視・否認といった反応が見られる場合には、自傷行為がエスカレートする可能性が高いといえるでしょう。

13）自傷行為のアディクション化に関する評価

ターナー（Turner, 2002）によれば、自傷行為がアディクションとしての特徴を帯びてくると、以下のような悪循環を呈するようになるといいます。

---

(1) 不快感情の「引き金」となる出来事に遭遇する
(2) 解離・感覚麻痺（あるいは、物質摂取による「化学的な」感覚麻痺）による対処
(3) 対処の失敗による精神的苦痛の高まり、および、防衛の破綻・パニック状態
(4) 「切るべきか／切らざるべきか」という内的葛藤に煩悶する
(5) 瞬時の解決：自傷をする決断→実行
(6) 一瞬の現実回帰と心的平衡感覚の回復
(7) 自傷の治療効果から離脱する際の不快感情（抑うつ・後悔・罪悪感・焦燥感）
(8) 不快感情から逃れるためにさらなる自傷行為におよぶ

自傷する者に対して、その様態を聞きながら、自傷パターンが上述した悪循環に陥っているのかどうかを検討するとよいでしょう。

なお、さらに嗜癖性が進行した自傷者の場合には、引き金に遭遇したとたん、上記(2)～(4)の中間的過程を飛び越えて、一気に自傷行為へといたる短絡経路が成立している場合もあります。

表8-1 直接的および間接的な自己破壊的行動（Walsh, 2005）

直接的に自分を傷つける行為
- 自殺企図（例：過量服薬、縊死、高所からの飛び降り、銃の使用）
- 深刻な自傷行為［重症型自傷行為］
 （例：自分の眼球をくりぬく行為、自己去勢）
- 非定型な自傷行為（例：顔面、目、性器、乳房への自傷、複数箇所の縫合処置を要する身体損傷）
- 一般的な自傷行為［中等度/表層型自傷行為］（例：手首・腕・脚を切る、自分の身体を焼く・火で炙る、自分を殴打する、自分の皮膚を激しく擦る）

間接的に自分を傷つける行為
- 物質乱用
  - アルコール乱用
  - マリファナの使用
  - コカインの使用
  - 吸入剤の使用（トルエン、ブタンガス）
  - 幻覚剤（MDMAなど）の使用
  - その他

- 食行動異常
  - 神経性無食欲症
  - 神経性大食症
  - 単純性肥満・むちゃ食い障害
  - 緩下剤の使用

- 危険行動
  - 身体的危険行動（例：高い屋根の上や車が高速で行き交う道路を歩く）
  - 状況的危険行動（例：見知らぬ人と一緒に車に乗る、危険地域を1人で歩く）
  - 性的危険行動（例：見知らぬ人とセックスをする、コンドームを用いない性交）
  - 医師の許可なく、処方されている向精神薬を中断する
  - 処方されている向精神薬の乱用
  - 市販薬（鎮痛薬・感冒薬など）の乱用

間接的な自己破壊的行動のアセスメント

　自傷行為の評価を終えたら、併存する間接的に自分を傷つける行為についても評価します（表8-1）。

　近い将来における自殺行動の危険を予測するには、自傷行為そのものの性状や重症度よりも、併存する間接的な自己破壊的行動のほうが重要です。自傷する若者を援助するにあたっては、まず近い将来における自殺行動のリスクを予測しておかなければ、精神科医療機関などとの連携の方針が立たないので、こうした間接的な自己破壊的行動のアセスメントはとても大切です。

1）物質乱用

　自傷行為は、依存症水準から習慣的な飲酒・喫煙までの、あらゆる物質摂取と関係があります（第2章参照）。実際、私の調査によれば、若年のアルコ

ール・薬物依存者には、過去に自傷経験を持っていることが意外に多く、依存症臨床の現場において、自傷行為をやめてからアルコールや薬物を乱用するようになった者、あるいはアルコール乱用に伴って自傷行為が再発した者と出会うことはめずらしいことではありません。

またすでに述べたように、アルコールや向精神薬といった物質の摂取が自傷行為の誘因となったり、またその痛覚鈍麻効果によって、意図せず致死性の高い自傷行為を招くことがあります。また、私たちの研究（松本ら, 2008）からは、アルコール乱用傾向のある女性の自傷者は、治療経過中に自殺行動におよぶ確率が高いことも分かっています。

2）食行動異常

私たちの研究（松本ら, 2008）では、女性の自傷者では摂食障害に罹患している者が多く、たとえ臨床的に診断がなされていない場合でも、「大食症質問票：Bulimia Investigatory Test of Edinburgh（BITE）」（Henderson & Freeman, 1987；中井ら, 1998）という評価尺度によって、病的な食行動異常を呈する者はかなり多く見られることが明らかにされています。

また、自傷行為は不食、強迫的摂食、隠れ食い、自己誘発嘔吐、緩下剤使用など、あらゆるタイプの食行動異常と密接な関連があり、物質乱用との関係と同様に食行動異常についても、経過のなかで自傷行為と相互変換的に、あるいは相互促進的に消長する傾向があります。

摂食障害の症状を評価することは、自傷者の自殺行動のリスク予測という観点から、きわめて重要といえます。私たちの調査では、BITE得点がDSM-Ⅳにおける神経性大食症診断のカットオフである25点を超える者（あるいは「週1回以上の自己誘発嘔吐をする者」）は、過去に過量服薬による自殺企図経験を持つ者が多いことが分かっています。また、BITE 25点以上の得点を示す者は、1年以内に縫合などの外科的手術を要する自傷行為におよぶリスクが高く（松本ら, 2006a）、3年以内に致死性の高い深刻な自殺行動におよぶリスクが高いことも明らかにされています（松本ら, 2008）。

3）危険行動

すでに述べましたが、自傷者のなかには危険な性行動（援助交際や不特定多数とのセックスなど）をとる者が少なくありません。また、自動車やバイクで危険な運転をしたり、深夜に危険な地域を一人で歩くといった危険行動をとる者もいます。こうした危険行動も若者の自殺行動のリスクを高めます。

自傷者の生活史および現在の状況

1）自殺念慮と自殺企図に関する評価

自傷行為がいくら自殺以外の意図から行われるものであったとしても、その中で自殺念慮を抱いたり、実際に別の手段・方法で自殺企図におよんだ経験を持つ自傷者は少なくありません。したがって、過去および現在の自殺念慮を抱いた挿話、および過去の自殺企図における手段・方法（過量服薬の場合には、服薬した薬剤の種類や錠数も含めて）の変遷に関しても情報を収集する必要があります。

現在、自殺念慮を抱いている者および頻回の自殺企図歴を持つ者は、近い将来の自殺の危険を示唆します。特に、自殺を繰り返すたびにその方法・手段がエスカレートしてきた既往を持つ者では、ただちに精神科医療機関と連携し、特に慎重な経過観察が必要といえるでしょう。

2）被虐待歴・親のアルコール問題、いじめ被害歴の評価

自傷者には、身体的・性的・心理的虐待およびネグレクト、親のアルコール問題、いじめの被害の経験が少なくありません。こうした苛酷な生活歴の存在は、自傷行為だけでなくいずれもが、自殺行動の危険因子であることは強調しておきたいと思います。

なかでも重要なのは、女性自傷者における性被害体験です。私たちの研究では、17歳未満における近親者から受けた性被害体験は、1年以内の深刻な過量服薬に関係し（松本ら, 2006a）、18歳以降に近親者以外から受けた性被害体験は、3年以内の重篤な自殺行動に関係することが分かっています（松本ら, 2008）。

当然ながら、初回面接でいきなり被害体験を聴取することに、抵抗感を抱く援助者もいることでしょう。まず、相手が正直に答えるかどうかという問題もあります。しかし、たとえ答えなくとも、それまで自らの被害体験を「言ってはならないこと」「どうせ誰も信じてくれない」と思いこんできた自傷者に対して、「私はその問題を軽視していない」というメッセージを伝えるのは、とても大切なことだと思っています。実際、私の臨床経験では、これまで出会った援助者の誰もが性被害のことを聞いてくれず、そのたびに失望を味わった、と語った患者が何人かいました。

　しかし、もし告白した場合には、一度に詳細をすべて聞いてしまうことよりも、告白に感謝し、その勇気をねぎらい「あなたは何も悪くない」ことを伝えることに主眼を置いた対応がよいと思います。

　初回面接で多くを語りすぎた人のなかには、次回の面接をキャンセルし、面接を中断してしまう人もいます。もちろん、相手が話そうとしているのを無理に制するべきではありませんが、「話しながら、いま苦痛を感じていないか」と気遣ったり、面接終了後は丁寧にクールダウンしながら、「話しすぎたと感じたり、気まずい感覚にとらわれていないか」どうかを確認し、次回の来談について念を押す必要があります。

3）家族の自己破壊的行動

　ウォルシュとローゼンは、親の自傷行為や自殺企図、あるいは物質乱用、拒食・過食・自己誘発嘔吐といった、様々な自己破壊的行動に曝露される体験は、子どもが将来自傷をするリスクを高めると指摘しています。また、親の自殺は、将来の自殺行動を予測する強力な危険因子です。

4）現在の生活における支配―被支配の関係

　様々な被害体験の既往があるからといって、それだけで自傷行為が生じるわけではありません。実際、様々な被害体験の過去がありながら、自傷行為をしない人も多数存在します。自傷行為に大きな影響があるのは、そうした被害体験に関連するトラウマ記憶を刺激・賦活するような、現在の困難だと

表8-2 ファヴァッツァとシメオンによる「自傷行為の評価項目」

① あらゆる方法の自傷行為歴についての質問
② 自殺念慮の有無を確認（行為の結果として死を意図しているか）
③ 自殺的/あるいは自殺的行動に対しての現在の関係性
④ 今までの人生、そして最近の自傷行為の頻度（回数あるいは、1日に費やす時間）
⑤ 他の医学的合併症あるいは介入の有無
⑥ 行為に導かれる動機/感情的な状態/引き金
⑦ 行為後の状態：直後、またその後の状態
⑧ 自傷行為への衝動性の強さ
⑨ 自身の行動の変化を求める強さ
⑩ 抵抗（自身の行動をやめる努力）
⑪ コントロール（自身の行動を止めることの成功）
⑫ 痛み有無
⑬ 行為の前や最中の物質使用
⑭ 家族の自傷行為歴
⑮ 自傷行為についての個人的治療歴（薬物療法、精神療法）

思います。これは、第6章で述べた解離性同一性障害の場合とまったく同じことです。

　現実に自傷者の多くが、親、恋人、配偶者、友人といった現在の重要他者からの暴力や暴言による被害、あるいは価値観の押しつけや束縛を受けているにもかかわらず、あまりに低すぎる自己評価のせいで、そのような支配に抵抗も脱出もできないままでいます。このように、重要他者からの支配-被支配の関係に絡めとられていることは、それだけで自傷行為を促進する要因となり得ます。

簡易版「自傷行為のアセスメント・ポイント」と精神科受診の判断基準

　さて、ここまで自傷行為を繰り返す者との援助関係を開始するにあたって、「ここに注目してほしい！」という事項を列挙してきました。私が提示した事項とかなりの重複がありますが、ファヴァッツァとシメオン（Favazza & Simeon, 1995）もやはり多岐にわたる評価項目を列挙しています（表8-2）。とはいえ、この評価項目はあまりにも多岐にわたっていることから実際の援助場面ではなかなか想起できず、結果として評価に漏れが生じる可能性もあり

援助希求	・自傷を隠す ・傷の処置をしない
コントロール	・乱雑で汚い傷、服で隠れない場所の傷 ・決意してから実行までの時間が短い
エスカレート	・複数の身体部位の傷 ・複数の方法による自傷
解離	・痛覚鈍麻 ・記憶脱落
間接的な自己破壊的行動	・食行動異常、物質乱用の存在 ・過量服薬の既往

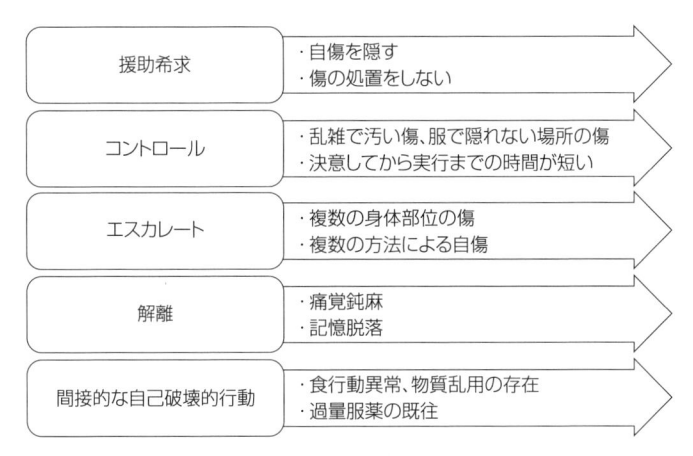

図8-1 簡易版「自傷行為のアセスメント・ポイント」

ます。

そこで、いま述べてきた内容を、大胆に簡略化したアセスメント・ポイントを紹介しておきます（図8-1）。この簡易版の項目を見ていただくと分かるように、アセスメントにあたっては、「援助希求」「コントロール」「エスカレート」「解離」「間接的自己破壊的行動」という5つのポイントに注目すればよいことになります。各項目について以下に説明していきます。

1）5つのアセスメント・ポイント

①援助希求：自傷行為のことを人に話さない、傷の手当てをしない、診察時に傷を見せない――このようなことは、人間不信と強い自己嫌悪の存在を示唆します。

②コントロール：傷の深さ以上に、傷口の乱雑さや汚さのほうが重要です。自傷の衝動を自覚してから実行するまでの時間が短くなっている場合、あるいは服で隠れない身体部位への自傷行為は、自力ではコントロールできないほど切迫した精神的苦痛の存在を示唆します。

③エスカレート：複数の身体部位を傷つける（左前腕以外に右前腕、さらには上腕、太腿、腹部など）、あるいは複数の方法（「切る」に加えて、「つねる」

「髪の毛を抜く」「火のついたタバコを押しつける」「壁を殴る、頭を壁に叩きつける」など）を用いるのは、「心の痛み」に対する自傷の治療行為が減衰していることを意味し、「消えたい」「いなくなりたい」という気持ちが強まっている可能性があります。

④解離：自傷行為をする際に「痛みを感じない」という患者ほど、皮肉なことに「心の痛み」は強烈であると理解すべきです。また、行為の際の記憶がない場合には、痛みを感じない場合よりもさらに深刻な解離症状の存在を示唆します。

⑤間接的な自己破壊的行動：拒食・過食・自己誘発嘔吐といった食行動異常、あるいはアルコールや市販薬などの物質乱用の存在、あるいは過去における過量服薬の経験などといった事項は、近い将来における自殺行動のリスクを示唆します。

2) 精神科受診の判断基準

この簡略版は、あくまでも自傷行為の重症度の指標です。したがって、たとえば自殺の危険を評価する場合には必ずしも十分とはいえません。そのような場合には、別途、自殺の危険因子との照合が必要となってきます。なお、自殺の危険因子については、次章で触れたいと思います。

この簡易なアセスメント・ポイントは、非医療機関の援助者が精神科医療機関に紹介する際の目安として用いるものです。絶対的な基準はありませんが、あくまでも私自身の経験にもとづいていえば、「援助希求」「コントロール」「エスカレート」という3つの項目のうち、2項目以上に該当する者は、ある程度進行している自傷者だと思います。状況が許す限り、精神科受診を勧めるとよいでしょう。また、3項目該当する場合には、ほぼ確実に「消えたい」「いなくなりたい」という感覚にとらわれているのではないかと思います。本人や家族を説得して、精神科に受診させるべきだと思います。

一方、「解離」もしくは「間接的な自己破壊的行動」のいずれかに該当した者は、他の項目が1つも該当していなくても、精神科受診を勧めたほうがよいと思います。この場合には、自傷行為以外にも治療対象となる精神医学

的障害が存在するので、比較的精神科治療になじみやすいという理由もありますが、重篤な解離は突発的な自殺行動の可能性があり、自傷行為に併発する摂食障害や物質乱用は近い将来における自殺行動のリスクを高めます。また、同じような理由から「自殺の意図による」自傷行為（これは自傷行為ではなく、自殺企図というべきですが）をする場合、また性的虐待の既往のある女性の場合も自殺行動のリスクが高いので、アセスメント・ポイントの項目には関係なく、精神科受診を勧めたほうがよいでしょう。

　もっとも、自傷者にどのタイミングで精神科受診を勧めるかについては、非常に難しい問題です。人によっては、1項目でも該当すれば、精神科受診をさせたほうがよいのではないかという意見もあるでしょう。しかし、あまり早い段階で無理に受診を勧めても、児童・青年期の精神医学にあまり詳しくない医師によって、短時間の「ドリフターズ外来」で処理されて薬だけ処方される、というパターンを体験してしまうことのデメリットが気になります。自傷する若者に、このような「精神科に行っても意味がない」と感じる体験をされてしまうと、後に本当に必要となった場合には、本人が受診を拒むという事態もあり得ます。また早い段階から、安易に薬物療法を導入されることが、後に処方薬の乱用や過量服薬企図のきっかけとなってしまう不安もあります。

　援助者の周囲に、児童・青年期精神医学に詳しく、権威的な態度をとらない、丁寧に診察してくれる精神科医がいれば、こうしたアセスメント・ポイントにこだわらずに、ひとまず1回だけでも診察してもらうという方法もあります。これにより、自分の見立ての方向性を確認することができ、援助者自身のよい勉強の機会にもなるのです。しかも、援助の経過で危機的な状況になったときに、自傷する若者に対して、「前に一度会ったことのある、あの先生のところに行ってみようよ」と提案すれば、むしろすんなりと医療につなげられるのではないでしょうか。

　とはいえ、そのようにスムーズにつながる、恵まれた非医療機関の援助者は、現実にはそう多くはないと思います。したがって残念ながら、現状では、私が提案するアセスメント・ポイントを参考にしつつ、ケース・バイ・ケー

スで判断せざるを得ないでしょう。

3）精神科を紹介したらそれで終わりではない

精神科受診の紹介について、ここで少しだけ伝えておきたいことがあります。

自傷する若者の支援は、精神科に紹介したらそれで終わりというものではありません。あなたが学校の養護教諭やスクールカウンセラーか、あるいは保健師であれば、自身の臨床経験からよくご存じだと思いますが、精神科紹介後も精神科通院と併行して、これまで通り自分たちもその若者の相談を続けていることが少なくないと思います。精神科に紹介したからといって、実際には非医療機関の援助者の負担は、さほど軽くならない現実があります。それは必ずしも、精神科医がいたずらにクスリを処方して過量服薬を促すばかりで、きちんと話を聞いてくれないからではありません（もちろん、少数ながらも、そうとしかいえない場合もありますが）。

自傷を繰り返す若者を支援する際には、複数の専門職の援助者が、複数の機関で支えていくことが理想です。こうした「支え手」が増えても、「支え手」一人ひとりの負担は減りませんが、実はその多岐にわたる支援によって、確実にその若者の将来における自殺リスクが低減されているのだと思います。自傷を繰り返す若者の援助においては、複数の「支え手」の存在が理想的です。

また自傷する若者の場合、往々にして精神科医との相性が難しく、せっかく紹介して医療機関につなげたにもかかわらず、「あの医者、嫌い。ムカつく」などという理由から、すぐに通院中断となってしまうことが少なくありません。そのときに、次の医療機関に再びつながるまでのあいだをつなぎ、援助希求行動を維持する役割を担う人が必要なのです。つまり、援助希求性が乏しく、ややもすれば援助からドロップアウトしてしまいやすい人だけに、複数の「支え手」によって、「援助の空白期間」をなくすことが重要となってきます。その意味でも、「精神科に紹介したら関係は終わり」にはしないでほしいと思います。

本章のまとめ——自傷行為から目をそらさないこと

　本章では、自傷行為のアセスメントについて詳しく論じました。自傷する若者を援助するためには、自傷行為について詳細な問診が必要とされることを理解していただけたのではないかと思います。

　思えば、まだ駆け出しの精神科研修医だった頃、リストカットした患者の傷を手当てしようとして、その手首の傷を仔細に観察していた私は、先輩医師から厳しく注意をされました。指導医いわく、「リストカットの傷の手当てをするな。患者の傷に関心を持つと、リストカットが癖になる。傷の手当ては外科医か看護師に任せろ」というのです。そして、いつしか私は、患者が自傷したと訴えてきても、傷を確認することさえせずに、「ああ、そう」と聞き流す精神科医になっていました。

　当時、自傷行為は操作的・演技的行動と見なされ、「強制退院」や「治療中止」の理由となる、限界設定（治療契約にあたっての禁止事項）の項目でした。言いかえれば、自傷行為は治療の対象ではなく、禁止・叱責の対象だったわけです。

　しかし、10年ほど前から自傷行為の研究を始めるようになって、様々な海外の文献を読むにしたがって、私の考え方や臨床のスタイルは再び変化しました。というのも、自傷行為の専門家の多くが、自傷行為の傷や様態を詳しく知る必要があると主張していることを知ったからです。

　それは一種の驚きでした。私が先輩医師から教えられたことは、正しいとはいえないものだったからです。

　しかし実は、この手の誤解は案外根強く残っている可能性があります。比較的最近でも、私が学会などで自傷行為に関する研究発表をすると、フロアにいるベテラン精神科医から指摘を受けることがあります。いわく、「先生は、自傷のような『枝葉末節』に関心を持たずに、もっと患者全体を診るべきではないか」——。

　一見、もっともらしい指摘ですが、果たしてそのベテラン精神科医は、本章に提示したような知識をどこまで知っていたのでしょうか？

自傷行為の様態には、その若者の全体が象徴的に表現されています。そして当の若者は、感情語が退化し、自分の思いを言葉で伝えられるようになるまでには、大抵、長い時間を要するものなのです。というよりも、むしろ言葉で自分の思いを伝えられるようになること自体が、治療の目標といってもいいでしょう。だからこそ、私たち援助者は自傷行為から目を背けず、それについて若者に問いかける必要があるわけです。
　国際的な自傷臨床の趨勢は、援助者が自傷創を仔細に観察し、ある程度の好奇心をもって、自傷行為に関する質問を行うことを求める流れに向かっています。こうした丁寧なアセスメントが自傷者自身の気づきを促し、問題解決に向けての動機を掘り起こすことにつながり、ひいては、自殺行動を未然に回避するのにも役立つのです。そして、もしも自傷創を見せてもらえない場合には、援助者はいかにしたら自傷者から信頼を得られるか、いかにしたら治療場面が「安心して自分を表現できる場所」になるのかを真剣に考えなければならないといえるでしょう。
　私は、自傷行為は断じて「枝葉末節」などではないと考えています。「自傷行為」という、患者全体から見れば局所的にすぎない現象であっても、その傷の裂け目から、自傷者が抱える人生の暗黒が見えてくることがあります。現代の援助者は、自傷のグロテスクな傷跡から目をそらしてはならないのです。
　さて次章では、いよいよ自傷行為のマネジメントについて論じていきたいと思います。

第9章

自傷行為のマネジメント

自傷行為の「引き金」を分析する——行動記録表

　いよいよ本章では、具体的な援助について論じていきたいと思います。なお、解離性同一性障害に見られる、致死性の高い自傷行為に対するかかわり方は、すでに第6章で論じています。本章では、もう少し一般的な自傷行為に対するマネジメントについて取り上げていきます。

　援助にあたって最初にすべきことは、何が自傷行為の「引き金」となっているのかを分析することです。自傷行為の引き金は、意外なものであることが少なくありません。自分にとって「この人しかない」と思うほどの恋人であったり、親友の発言であったり、ときにはインターネット上の自傷関連サイトの閲覧であったりします。しかし、通常そのことをあまり意識しないで生活している自傷者は、意外に多いという気がします。

　リストカットをはじめとする、ファヴァッツァの分類における中等度／表層型・衝動性自傷行為であれば、自傷行為に先行して何らかの感情を自覚していることになっていますが、実際にはその習慣性・嗜癖性が進行するにつれて、先行する感情を自覚できなくなってしまう傾向があります。「どんなことが引き金になるか？」と尋ねても、「よく分からないけど、急に『切らなきゃ、切らなきゃ』っていう考えで、頭がいっぱいになって……」とあやふやな答えになってしまうこともよく見られる現象です。

　また週に1回、定期的に面接していても、毎週確実に新しい傷が増えてい

るにもかかわらず、「今週、何があったのか？」と聞いても、「別に何も……」と、一瞬「とぼけているのか!?」と疑いたくなるような答えが返ってきます。しかし大抵は、とぼけているわけでも、シラを切っているわけでもありません。

　すでに述べたように、自傷者はその自傷行為を通じて、単に自分の皮膚を切っているだけではなく、嫌な出来事の記憶やその出来事にまつわる不快な感情の記憶も、一緒に「切り離して（cut away）」しまっているのです。したがって、本人自身が何に対して傷つき、あるいは怒りを覚えたのかについて無自覚であったり、何らかの感情は体験していたとしても、その感情に明確な名前をつけられず、単に「強い感情に襲われて」などとあいまいなことを述べたりします。こうなると、引き金の同定は容易ではありません。

　そこで、私はある戦略を用いることを提案したいと思います。

　まず、自傷する若者と週1回の定期的な面接を続ける約束を取り付けてほしいと思います。「何のためですか？」と聞かれたら、初回面接で「共感しながら」提示した「懸念」を理由に挙げるとよいでしょう。「あなたの自傷行為がエスカレートして、『消えたい』『いなくなりたい』あるいは『死にたい』などと思うような状況になっていないか、定期的に見守っていきたい」と答えればよいでしょう。

　この時点では、必ずしも本人が自傷行為をやめる気持ちになっていなくともかまいません。面接の時間は特にこだわる必要はありませんが、できれば最初のうちは30分くらいかけてほしいと思います。順調に援助関係が継続すれば、15分でも10分でも中身の濃い面接ができますが、最初のうちはアセスメントや関係性の構築のために、どうしてもまとまった時間が必要です。

　定期面接の約束を取り付けたら、次に「行動記録表」（表9-1参照）を渡し、毎週の面接の際に提示するようにお願いします。その際、1週間分をまとめて記入するのではなく、少なくとも毎日（就寝前が理想的です）、可能であれば数時間毎に記入するように求めます。そして面接時には、これにもとづいて、本人と一緒に自傷行為の引き金の分析を行います。

　この行動記録表を見ると分かるように、1週間の毎日分に3つのカラム

表9-1 行動記録表（9月17日〜9月23日）　　　　　　　　　　　　名前（ A山 B子 ）

時間	日 何をしていた？	日 誰と？	日 自分を大事にしない行動	月 何をしていた？	月 誰と？	月 自分を大事にしない行動	火 何をしていた？	火 誰と？	火 自分を大事にしない行動	水 何をしていた？	水 誰と？	水 自分を大事にしない行動	木 何をしていた？	木 誰と？	木 自分を大事にしない行動	金 何をしていた？	金 誰と？	金 自分を大事にしない行動	土 何をしていた？	土 誰と？	土 自分を大事にしない行動
5																					
6				勉強	ひとり																
7				食事	家族		起床			起床			起床			起床					
8				登校			食事	家族		食事	家族		食事	家族		食事	家族	○			
9				学校			登校			登校			登校			登校					
10	起床						学校			学校			学校			学校			起床		
11	食事	家族																	食事	家族	
12	テレビ																		ネット	ひとり	
13																			デート	彼氏	
14																					
15	読書	ひとり		下校	友人		部活	部員		デート	彼氏		面接	松永生		部活	部員				
16				カラオケ	友人																
17							下校	友人								下校	友人				
18	買い物	友人					食事	父親								食事	父親				
19	食事	母親・妹		食事	家族		回らん	家族		帰宅			帰らん	家族		食事	家族		食事	家族	●
20										口論	母親	△	ネット	ひとり		電話	彼氏		電話	彼氏	△
21	電話	彼氏	△	勉強	ひとり	◎	勉強	ひとり	△	電話	友人	×	チャット	友人		勉強	ひとり	△	音楽	ひとり	
22	入浴	ひとり	△			✓	入浴	ひとり	◎	勉強	彼氏	△	入浴	ひとり		入浴	ひとり	◎	入浴	ひとり	◎
23	くつろぐ	ひとり	□	チャット	彼氏		就寝			チャット	彼氏	△	就寝		○	ネット	ひとり		チャット	彼氏	△
24			✓							勉強	ひとり	△							くつろぐ	ひとり	△
1	就寝			(記憶なし)						入浴	ひとり	△							(記憶なし)		
2				就寝						チャット	彼氏	△				就寝			就寝		
3										勉強	ひとり										
4										就寝		✓									

自分を大事にしない行動：✓自傷（切る、殴る、火傷させる、引っかく、突き刺す、治りかけの傷を開くなど）　△自傷の練習
●嘔吐　×人や物に暴力をふるう　◎置換スキルを使って「自分を大事にしない行動」を回避した　○呼吸法の練習　□飲酒

（列）があります。いちばん左には「何をしていた？」というカラムがあり、ここにはその日、何をしていたかの概略を記すようになっています。そして真ん中には「誰と？」というカラムがあり、その際に誰と一緒にいたのかが後で分かるようになっています。また、いちばん右には「自分を大事にしない行動」というカラムになっており、自傷行為をしてしまったときだけでなく自傷衝動に駆られたとき、あるいは自傷者に応じて、過食・嘔吐や飲酒といった広義の「故意に自分の健康を害する」行動があった場合に、チェックを入れるようになっています。

　もちろん、行動記録表をつけるのを嫌がる人もいますが、そんなときには私は、「あなたは自分がつらいときに『つらい』といえないところがあるから、せめてどんなときにつらくなっているのかを把握しておきたいんだよ。まさか、楽しさのあまり自傷したくなっているわけじゃないでしょ？」といって、記録することを勧めます。どうしても難しい場合には、少し様子を見ながら、改めて提案するタイミングを待ちますが、患者の多くはこれに同意してくれるものです。いろいろと抵抗する場合には、「まあ、そう言わずに」「無理強いはしないけど、気が向いたら書いてみて」といった具合に、一歩一歩様子をみながらやってもらいます。

　何週間かこの記録をつけていると、次第にその人が何をした後に、あるいは誰と会った後に自傷したいという衝動に駆られ、そして実際に自傷行為におよんでしまうのかが見えてきます。それが「引き金」です。同時にまた、どんな状況ならば自傷したくはならず、また、実際にしないでいられるかについても見えてきます。それは、港に停泊している船が、潮に流されないようにとどめてくれる「錨（アンカー）」の役割を果たしており、後述するように、この「錨（アンカー）」をうまく使えば、それ自体を対処法として活用することもできます。また、行動記録表をつけることを通じて「記憶が飛んでいる時間」の存在が判明し、解離性障害という診断にたどりつく場合もあります。

　こうしたことが分かると、自ずと本人がどのような状況に遭遇することを避け、どの様な人物との接触を控えればよいのかも見えてきます。そして、そのような援助者なりの見解を本人に伝えてみるのもよいでしょう。同意が

得られる場合もあるでしょうし、明らかに当たっているのに、何らかの理由からそれを認めない場合もあるでしょう。認めない場合には、そのことに拘泥したり、「一体何のためにこうやって面接に来ているの？」などと直面化する必要はありません。焦ることなく援助関係の継続を第一に考えて下さい。

　行動記録表をなかなかつけてこない人もいます。「忘れた」「（行動記録表の）用紙を紛失した」などと弁明する人もいます。そのような場合は、面接時間の最初に、その場で1週間の生活を思い出して書いてもらいます。当然ながらその分、面接時間は短くなってしまいます。ですから、「次回はちゃんと書いて来てくれると、あなたともっと話せるのになあ」と、できるだけ責める調子にならないように伝えたいところです。こうしたことを根気よく続けていけば、大抵の自傷者は書いてくれるようになります。

　ただし、解離性同一性障害の患者のなかには、行動記録表をつけることを頑なに抵抗する人がいます。はっきりとした理由は分かりませんが、おそらく交代人格が活動していて、主人格の記憶からすっぽり抜け落ちている時間と向き合うことに抵抗感があるのでしょう。この場合には、あまり無理強いしないほうがよいと思います。

自傷行為の報告にどう対応するか？

　行動記録表を始めるようになれば、当然ながらそのなかに、自傷衝動の自覚や自傷行為の実行にチェックが入っているのを確認することになります。要するに記録表の提出は、自傷衝動や自傷行為の報告ということになります。

　ここでくれぐれもお願いしたいのは、自傷したことを非難・叱責することは絶対に避け、また、適当に「流して」しまうこともやめてほしいということです。その代わり、自傷衝動を自覚したことや、自傷してしまったことを「正直に言えた」と支持し、何が引き金となったのかを一緒に分析してほしいのです。

　これは、依存症臨床の基本的な対応の原則です。依存症からの回復に当たっては、スリップ（アルコールや薬物などの再使用）を正直に告白できる場所なくして、回復は望めません。そもそも適切な対処スキルを持ち合わせてい

ない患者に対し、自傷に代わる対処法を教えずに、ただ「我慢しろ」という指示をするのは、いささか理不尽な話といえます。

　自傷したという報告がなされた場合には、まずは傷痕を見せてもらい、自傷の様態を評価し、次いで行動記録表を参照しながら、どのような状況が引き金となったのかを分析すべきです。そのうえで、次の自傷行為の再発を予防するために、いかにして引き金を回避するか、あるいは引き金に遭遇した場合にはどんな対処をしたらよいのかを一緒に話し合いましょう。いずれにしても、こうした話し合いができるためには、本人とのあいだに傷を見せてもらえる信頼関係があることが前提となります。

　自傷行為に関心を持ち、毎回詳細に傷痕を観察することが正の強化となることで、かえってその行動を維持させるのではないかと危惧する援助者もいるかもしれません。もちろん自傷行為には、他者の関心によって強化されてしまう側面があることは否めませんが、感情的な反応を抑え、科学者のような冷静さと関心をもって自傷行為に対峙するという態度があれば、そうした強化を最小限に抑えることができるでしょう。

置換スキル

　自傷行為は、精神的苦痛への対処として行われるので、自傷行為を止めるには、不快感情が出現しなくなるか、そうでなければ何か代替的な対処行動（置換スキル）によって不快な感情から気持ちをそらせ、紛らわせることが必要となります。もちろん、生きている以上、不快感情が出現しなくなるというのは現実的な治療目標ではないので、さしあたっては置換スキルの習得が必要となります。

　実際に行うかどうかを別にして、あくまでも話として聞く分には、置換スキルは抵抗感の少ない提案です。自傷する若者は、誰かから支配されたり、指図を受けることが嫌いな人たちです。「自傷行為をやめなさい」と指示するより、「自傷する前に、まずはこちらを試してみてはどうだろうか？」と提案するほうが、はるかに彼らの抵抗は少ないと言えるでしょう。つまり、ある行動をやめるという提案よりも、新しい別の行動を学ぶよう提案される

ほうが、はるかに受け容れやすいものなのです。

　置換スキルには、「刺激的な置換スキル」と「鎮静的な置換スキル」という2つのタイプがあります。以下に、それぞれの置換スキルについて説明したいと思います。

1）刺激的な置換スキル

　自傷行為とは、「心の痛み」に対して、「身体の痛み」という知覚刺激を用いて、蓋をする方法です。そこで、このタイプの置換スキルでは、身体的疼痛をより安全な知覚刺激で置き換えることを、以下のような方法で行います。

　①輪ゴムパッチン：これは手首に輪ゴムをはめ、「切りたい」という衝動を自覚した際に、その輪ゴムをつまんでパチンと手首の皮膚を弾くという方法です。
　②紙や薄い雑誌を破る：「切りたい」という衝動を感じたときに、不要な紙、薄いパンフレットや雑誌などを思い切り破るという方法です。
　③氷を握りしめる：氷を手に握ると、その冷たさの知覚はほとんど痛覚と区別のつかないものとなります。つまり、皮膚を傷つけず、出血もしない痛み刺激で、気持ちを切り替えるという方法です。
　④腕を赤く塗りつぶす：「血を見るとホッとする」というタイプの自傷者に有効とされている方法です。紙に自分の「腕」を描き、それを赤く塗る方法もありますし、自分の腕を直接赤いフェルトペンで塗りつぶすという方法もあります。
　⑤大声で叫ぶ：自傷衝動に襲われたときに、海岸や野原で思い切り叫ぶ、あるいは家族と一緒にカラオケボックスに行き、好きな歌をうたい続けるという方法です。
　⑥筋トレに励む：自傷衝動に対して、腹筋運動や腕立て伏せなどの筋肉トレーニングをすることで対処する方法です。

　これらの刺激的な置換スキルには、特に練習などしなくても、すぐに取り

組むことができるという利点がありますが、他方で、この方法自体が「刺激によって気分を変える」という意味で、自傷行為と共通した性質があることにも注意する必要があります。つまり、繰り返すうちに効果が減弱し、より強い刺激を求めて頻度と強度を上げて実行しなければならなくなり、置換スキル自体が「自傷行為」のような様相を呈する可能性をはらんでいるという欠点があるわけです。

　たとえば「輪ゴムパッチン」という方法で対処を繰り返しているうちに、輪ゴムを弾く回数が増えていき、また皮膚からつまみ上げる輪ゴムの距離が見る見るうちに離れていって、それ自体が「鞭打ちの刑」のようになってしまうことがあります。実際、私が治療を担当していた患者は、手首の皮膚にミミズ腫れができるほど、この輪ゴムパッチンをエスカレートさせました。

　また、いくら筋トレがよいといっても、1日に8時間も腹筋運動をしなければならない状態にまでエスカレートすれば、もはやそれは完全に自傷行為の水準に達しているというべきでしょう。さらに、「紙や雑誌を破る」という攻撃的な行動は、精神的な興奮と覚醒度を高め、かえって自傷衝動を刺激する可能性もあります。

　刺激的な置換スキルをするにあたっては、いくつかの注意点があります。第1に、必ず複数の方法を身につけることを提案して下さい。たとえば、いつも「氷を握りしめる」というスキルで対処している人は、外出中に自傷衝動に襲われたときに、手元に氷がないために対処できなくなってしまいます。まさか外出するときに、釣りにでも出かけるみたいに大きなクーラーボックスを肩に下げるわけにはいきません。自動販売機で冷たい缶ジュースを買って握りしめたり、コンビニエンスストアでロックアイスを購入して対処するという方法もありますが、そこまでの時間的猶予がないことも少なくないでしょう。そんなとき、もしも日頃から筋トレによる対処も実施していれば、外出中でも臨機応変に対応でき、置換スキルを実施できます（とはいえ、大通りの真ん中や繁華街の雑踏のなかで実行することは避けてもらいたいですが）。

　第2に、腕を赤く塗るときには、必ずフェルトペンを使用するように指示して下さい。これは私自身の失敗ですが、「フェルトペンで」ということを

患者に伝え損ねたために、赤ボールペンで力を込めて思い切り腕を塗ってきたことがありました。その患者の腕は、出血を伴う多数のひっかき傷でいっぱいになってしまい、置換スキルではなく、自傷行為そのものとなってしまいました。

　第3に、大声で叫ぶ際には場所を選ぶように助言して下さい。よほど広大な敷地のお屋敷の住人でないかぎり、わが国の住宅事情を考えると、自宅で大声を出すのは明らかに近所迷惑になります。警察官がやってきた際に、事情を聞かれて、「自傷したいのを我慢するために大声を出していた」などと弁明しても、とうてい理解は得られないでしょう。その意味で、カラオケボックスで歌うという対処のほうが現実的といえます。ただし、その際には、絶対に飲酒しないように伝えて下さい。本人は「大丈夫」と言うかもしれませんが、友人同士でカラオケボックスに行くと、やはり飲酒する可能性が高いように思います。家族自身がアルコール問題を持っていない、信頼できる人物であれば、家族とともに出かけるほうが安全だと思います。

　最後に、最も重要なことは、刺激的な置換スキルはあくまでも過渡的な対応であり、最終的には後述する「マインドフル呼吸」のような、鎮静的な置換スキルができるように導くことが目標であるということです。その意味では援助の当初、刺激的な置換スキルの実践を提案した時点から、鎮静的な置換スキルの練習を開始しておく必要があるといえます。理想的には両方をうまく組み合わせて、臨機応変に使い分けられるようになるとよいでしょう。

　ここで、刺激的および鎮静的な置換スキルを組み合わせて、自傷行為を克服した症例を紹介しておきましょう。

　かつて私が担当したある女性患者は、性犯罪被害を受けて以来、被害場面の記憶がフラッシュバックするたびに自傷行為を繰り返すようになっていましたが、治療のなかで腹筋トレーニングと後述する呼吸法とを組み合わせて、自傷行為の克服に成功しました。

　その患者は、あるとき私に言いました。「自傷行為と闘っているうちに、私、腹筋が6つに分かれちゃいましたよ」。とてもうれしそうな、自信に満ちた笑顔でした。性被害を受けた人は、「自分は弱く、無力で、何に対して

も抵抗できない」という思いを抱いていることが少なくありませんが、この患者の場合、「6つに分かれた腹筋」という筋力的な強さを実感できるようになったわけです。これは患者の心にも何らかの強さが与えられたような気がします。自傷行為からの回復途上で手に入れた、予期せぬ宝物といえなくもないと思います。

2）鎮静的な置換スキル

鎮静的な置換スキルは、刺激的な置換スキルのように「身体の痛み」に代わる知覚刺激で気持ちを紛らわすものではなく、焦燥や緊張、怒りといった不快感情そのものを鎮めることを目的とした対処法です。

具体的には、これから述べる「マインドフル呼吸法」（わが国では「マインドフルネス」と原語のまま使われることが多いですが、ここではあえて「呼吸法」と呼びます）や、さらにそのような呼吸法を行いながら、穏やかな情景——大自然のなかで寝そべっているイメージ、あるいは星のまばゆい宇宙空間を漂っているイメージなどを思い浮かべる「イメージ瞑想法」などがあります。

こうした技法を単独で、もしくは複数組み合わせて行うことによって不快感情を鎮め、自傷行為を回避する対処法を身につけるのです。いずれのスキルも、「過去や未来へのとらわれや心配を離れて、自分が『いま、ここに』存在していることに集中している状態（マインドフルネス）」を得ることが目標です。

これらの呼吸法や瞑想法は、もともとは仏教の修行や東洋医学において実践されてきたもので、すでにわが国でもヴィパッサナー瞑想、丹田呼吸法、正心調息法などとして知られています。しかし近年では、境界性パーソナリティ障害に対する有効性が確認されている弁証法的行動療法などにも取り入れられ、精神科領域の西洋医学的治療においても治療技法のひとつとして実践されています（その具体的な実践法については、拙訳のウォルシュ著『自傷行為治療ガイド』（松本他訳, 金剛出版, 2007年, 原題名："Treating Self-injury"）を参照してください）。

ウォルシュの著書を読むと、この世には実に数多くの呼吸法があることに驚くことでしょう。そこには、単なる「深呼吸」と変わらない単純な呼吸法から、かなり技巧性の高い複雑な呼吸法まで、様々な方法が紹介されています。一般には、不快な感情からのとらわれから意識をそらすには、複雑な方法ほどよいといわれています。そのほうが、呼吸するという行為に没頭しやすいからです。ただ、初心者にはあまり複雑な方法だとかえって実行する意欲がなくなるという問題があります。ここでは、そのなかで最も単純かつ簡単な呼吸法を紹介したいと思います。

　まず、静かな一人きりになれる場所を確保します。そして目を閉じて、ゆっくりと息を鼻から吸い、肺に空気を満たして溜めた後、次は吸うときの3倍の時間をかけて、口から息を吐き出します。これを数をかぞえながら繰り返します。1から数えながら呼吸を繰り返し、10までいったら再び1から数え直しながら呼吸を続けます。こうしたことを最低でも15分、理想的には20分以上繰り返すのです。

　マインドフル呼吸法を最初からうまくできる人はめったにいません。特に、まだ習熟していない人が、自傷したくなったときに慌ててこれを実践しても、大抵は過呼吸のように浅く、頻回の呼吸になってしまいます。マインドフル呼吸法には練習が必要なのです。毎朝の通学・通勤時、そして就寝前の比較的落ち着いた状態にあるときに練習し、自分なりに呼吸を通じて「マインドフルネス」の境地に到達する体験を積んでおく必要があります。そこまで到達してはじめて、自傷衝動を自覚した際の置換スキルとしての効果を発揮します。

　その意味では、この鎮静的な置換スキルには、刺激的な置換スキルのような手っ取り早さには欠けているものの、ひとたびこの方法を体得すれば、その効果が減衰することはなく、やり過ぎたからといってそれが自傷的な様相を呈したり、自傷衝動を高めることもない、という長所があるといえます。

　もっとも、臨床場面では、本人がなかなかこれをやろうとしない状況がしばしば問題となります。そのような場合、援助者は「まあ、そう言わずにだまされたと思って練習だけでもしてもらえないかな」と、繰り返し提案して

いく必要があります。

　また、面接場面で呼吸法を実演してみせる必要もあるでしょう。もし、彼らが「毎朝、登校や出勤のときひどく緊張する」「仕事中に焦ってしまう」「夜、なかなか寝つけない」と訴えたときは、呼吸法を「売り込む」チャンスです。「試しにやってみない？」と提案して下さい。意外にも、何らかの改善が得られることが少なくありませんし、これをきっかけに定期的な呼吸法の練習をするようになり、自傷衝動に対しても応用できるようになる場合があります。

　とはいえ、自傷行為の傷も見せず、自傷をしたことも正直に告白してくれないといった段階（まだ信頼関係が十分に構築されていない段階）では、到底こうした試みに応じようとはしないでしょう。そのような場合には、まずは粘り強く支持的にかかわりながら、関係性が熟すのを待つ必要があります。また、自傷した痕の傷の手当ても拒絶しようとする自暴自棄的な状況、あるいは、慢性的に「消えたい」「いなくなりたい」という広義の自殺念慮が持続している状況でも、彼らは援助者の提案に応じてくれません。このような場合には、彼らを追い込んでいる困難を取り除き、環境の調整を行って、精神的苦痛を多少とも軽減しないと、「自分の未来のために何か新しいことを試みる」という心境にはなれないかもしれません。

　3）補助的な置換スキル
　これらの鎮静的な置換スキルに加えて、自傷衝動から気をそらすための様々な行動を組み合わせるとよいでしょう。そうした行動は、自傷者とともに毎週行動記録表を分析するなかで、「自傷衝動を感じない場面・状況」「自傷衝動から気がそれた場面・状況」——すなわち自傷衝動に対して「錨（アンカー）」を見つけ出す、共同的な作業から発見できるはずです。

　こうした「錨（アンカー）」的な行動として比較的多く見られるものとしては、「文章を書く」「音楽を鑑賞する、または演奏する」「絵を描く」「運動をする」「料理をする」といった行動があります。安心できる場所を見つけるのもよいでしょう。そのような場所は、「書店」「コーヒーショップ」「図書館」など、

人によって様々だと思います。

4）信頼できる人と話す

「信頼できる」人と話すことは、それだけでも不快感情や自傷衝動を減少させる効果があります。適切な人と話すのは、頓服の抗不安薬よりも有効な場合もあるのです。

古いタイプの精神科病院でときどき見られる光景ですが、入院患者がナースステーションに訪れ、「落ち着かない気分です」「不安です」などと訴えると、看護師によってはあらかじめ医師から指示された不安時頓服薬を、ほぼ自動的に患者に手渡します。しかし別の看護師の場合、まずは患者の話を聞き、話がひと区切りついてから「頓服薬、どうする？ 飲んでおく？」と尋ねるわけです。

どちらの対応が好ましいかは、誰にでもすぐに分かると思います。もちろん、後者です。まずは患者が自分の苦痛を伝え、援助者はそれを受け止めることが大事です。それだけでも、多くの患者は頓服薬の必要性を感じなくなります。薬を飲むことがいけないのではありません。ただ、入院生活のなかで「つらいときには誰かに助けを求める」という行動の練習もしていることを忘れるべきではないと思います。

このような視点は、そもそも援助希求能力が乏しい自傷者にとっては、特に重要となってきます。その意味では、彼らが「つらい」「切りたくなっちゃった」「切っちゃった」と訴えてきたときに、私たちがこれに対応し、話を聞くことは大切なことです。

しかし、対応するのが誰であってもよいというわけではありません。かといって、必ずしも専門家や援助に携わっている人である必要もありません。家族や友人、恋人といった身近な存在でも、十分にその資格を備えていることがあります。自傷者の対応にふさわしい人を、私は「信頼できる人」と呼んでいます。

「信頼できる人」とはどのような人のことをいうのでしょうか？ 私は、自傷者の回復に役立つ「信頼できる人」とは、以下の3つの条件を満たす人

であると考えています。第1に、自傷する若者が、「自傷したい」「自傷してしまった」と訴えたときに、叱責したり、悲しげに表情を曇らせたり、不機嫌になったりしない人であり、第2に、「自傷したい」「自傷してしまった」と、正直に告白できたことを肯定的に評価してくれる人です。そして最後の条件が、「自傷したい」という本人の話を長々と聞くのではなく、自傷衝動に対する置換スキルとして、どのようなものを習得したのかを知っている人です。

　言いかえると、自傷者自身が「自傷したい」と訴えてきた場合、冷静な態度で対応し、正直な告白と来談について、「よく言えたね」「よく来たね」とその援助希求行動を支持し、そのうえで本人に「筋トレは試した？　呼吸法は？」と、置換スキルの実施状況を確認し、「呼吸法、まだやっていないの？　それなら、まず20分間やってごらん。それでも治まらないときには、もう一度電話をちょうだい」と、ごくあっさり対応しながら、この相談を利用して置換スキル行動へと誘導する機会に変えていくことのできる人がよいと思います。この方法での対応ならば、治療的な意義もあり、さほど時間は要しません。ですから、対応する側も援助疲れによる「燃え尽き」をしにくいという利点もあります。

　ただ、この3つの条件を最初から満たしている人は、メンタルヘルス領域の援助者くらいしかいないという問題があります。たとえば、家族や友人、恋人といった身近な存在の場合には、この3つの条件のうち、どうしても最初の2つが満たせないことがめずらしくありません。というのも、自傷者との距離が近い立場にいると、どうしてもつい感情的に巻き込まれてしまって、叱責や説教、あるいは、「私がこんなに一生懸命かかわっているのに、いまだに自傷を繰り返すなんて、もうあんたなんか知らない」などと見捨てるような言動をしてしまいやすいからです。自傷する若者と一緒に行動記録表の分析をしていると、実はこうした身近な人の言動が引き金になっているという事態にも、しばしば遭遇します。

　しかし援助者は、こうした人たちを自傷者にとっての大事な社会資源に変えていくことができるのです。自傷者との面接に家族や友人、恋人などの感

情的に巻き込まれている身近な人を同席させて、自傷者への対応の原則や、現在、自傷者が練習中のスキルがどのようなものかを説明し、日常生活のなかで実践してくれるようにお願いする機会を設ければよいわけです。そうすることによって、「自傷したい」と感じたときの気持ちを受け止めるとともに、置換スキルの実行を促してくれる「信頼できる人」を増やすわけです。

　家族や恋人がつねに理解してくれるとはかぎりませんが、うまくいけば「相談下手」の自傷者にとっての社会資源を増やすことになり、１日24時間のうち、誰かしらが対応可能な時間帯を増やすことができます。その結果、援助者の負担を減らすことができるというメリットもあり、試みる価値はあると思います。

面接の実際

　1）行動記録表を用いた面接の進め方

　自傷衝動に対して置換スキルを実施したり、呼吸法の練習を行った場合には、行動記録表に記入させて下さい。

　もう一度、表9-1（189ページ）をよく見て下さい。この行動記録表の記載例にも、置換スキルの実行や呼吸法の練習に関する記載がなされています。

　毎週の定期面接のなかで、自傷者と一緒に自傷状況の分析をする際に、特に心がけてほしいことを以下に列挙します。

① 正直さを支持する：「自傷したくなった」「自傷した」という記載があれば、必ず「ちゃんと書いてくれているね、いいね」などと、自傷に関する事実を正直に伝えていることを支持して下さい。一方、ショックな出来事があったにもかかわらず自傷しなかった場合には、これを支持するとともに、なぜ自傷しないですんだのかを分析して下さい。

② 置換スキルの実行を支持する：もしも置換スキルの実行や呼吸法の練習の記載があったら、必ず「おっ、うれしいね」「すごいね」「えらいな」と肯定的なメッセージを伝えて下さい。なお、そのメッセージは「自傷しなかった」ときよりもはるかに強い支持であるべきです。

③ 自傷しないことよりも置換スキルを重視する：自傷しなかった際にも、「何もしないで」自傷しなかった場合よりも、「置換スキルを用いて自傷を回避した」場合に、より強い支持をして下さい。
④ 失敗してもチャレンジしたことを支持する：置換スキルのやり方が不十分で、実行したにもかかわらず、結果として自傷行為におよんでしまったとしても、置換スキルを実施したことを褒め、支持して下さい。そのうえで、「今度はもう少し長い時間、呼吸法をやってみない？」「呼吸法の練習時間を増やしてみてはどうだろうか？」などと提案してみて下さい。

　大切なのは、援助者が自傷する若者に対して、「自傷行為をやめること」よりも「置換スキルという新しい行動を学ばせること」に関心があることが伝わることです。自傷する若者は人から指図されたり、管理されるのが嫌いです。また、自分がこれまでやってきた行動をやめろといわれる体験は、そのまま「自分を否定された」と受け取ってしまいがちです。その意味でも、「やめろ」と言うのではなく、「新しいことも試してみない？」と言うほうが、メッセージとしては伝わると思います。

　2）援助に行き詰まりを感じたとき
　とはいえ、もう何週間も、いや何ヶ月間も毎週面接をしているにもかかわらず、自傷行為が止まらないどころか、頻度も減少しないという場合には、さすがに援助者にも焦りが出てくるでしょう。たとえば、「毎週記録表をきちんとつけてくるし、引き金も同定できていて、避けられるものは避けているし、避けられないものは置換スキルで対処している。援助者との関係も良好である。家族などの身近な人たちも『信頼できる人』として援助に協力してくれ、家庭内の状況はきわめて良好だ。それなのに、自傷行為が減少傾向に向かわない……」。
　稀ではありますが、このようなことがないわけではありません。
　考えられる可能性は2つあります。1つは、家庭外に苛酷な状況があって逃れられない場合です。若年者の場合には、「受験」「いじめ」「友人とのト

ラブル」といった環境要因が現実に存在すると、こうした現象が見られます。「受験」の場合、断念するかどうかの判断はケース・バイ・ケースですが、「いじめ」のような解決可能な問題であれば、こうした環境因に介入し、状況を変えていく必要があります。もう1つは、自傷者が抱えている精神医学的障害に対して、薬物療法や特殊な心理療法を要する可能性です。

　たとえばPTSDに罹患し、被害場面のフラッシュバックが活発な場合には、援助関係や家庭内の状況が良好でも、フラッシュバック自体が「内的な引き金」となって、自傷衝動を高めることがあります。呼吸法はフラッシュバックに対しても有効ですが、効果が不十分であれば、薬物療法やPTSDに特化した心理療法の併用も含めて、専門家に相談する必要があるでしょう。

　反対に、援助者の提案にもかかわらず、本人がなかなか取り組もうとしない場合があります。たとえば「毎週、行動記録表こそつけてはくるものの、置換スキルの実施や呼吸法の練習には消極的で、実際に自傷行為はずっと続いている……」。

　その背景には、本人が援助に前向きになれない深刻な要因があることが少なくありません。家族が無理解でまったく協力が得られない場合、明らかにDV（ドメスティック・バイオレンス）の被害者で、他に行くところもなく、本人自身もその場所から離れる決心がつかない場合や、幼少時からひどい虐待を受けてきたせいで、「自分はこの世にいてはいけない存在である」という思い込みが根強い場合など、いずれもすぐには解決のつかない問題です。場合によっては、一時的に異なる環境でゆっくり過ごすという意味から、入院による精神科治療を受けるのもよいと思いますが、退院すれば再び元の環境に戻ることになります。

　このような場合には、思い切って次のような提案をしてみる方法もあります。「いま、あなたに自傷行為が必要なのはよく分かっている。ただ1つお願いがある。自傷した後、必ず自分で傷の消毒をしてほしい」——すでに述べたように、自傷後に傷のケアをしないことも含めて自傷行為なので、本人は消毒の提案には消極的であることが少なくありませんが、それでも繰り返し粘り強く交渉する必要があります。自傷後に消毒した場合には、それにつ

いても行動記録表に記入してもらい、「消毒」の記載があれば、面接のたびに「えらいね」「お、うれしいね」などと支持して下さい。

なお、この方法は、自傷せざるを得ない苛酷な環境要因をどうしても除去できない場合にも使うことができます。

3）支持・肯定の言葉を粘り強く、あっさりと繰り返す

ここまで述べてきたかかわり方をまとめると、以下のようになります。

結果はどうであれ、自傷しなかったことではなく、置換スキルを用いたことを支持し、たとえスキルをしない場合でも行動記録表を書いたことや傷の消毒をしたことについて支持し、たとえ書かなかった場合でも（その場で思い出させて記載させるとしても）、来談してくれたこと、また「自傷したい」「自傷してしまった」と正直に告白してくれたことを支持することが重要です。

これでは「ただの『ほめ殺し』じゃないか」と言われそうです。確かにそういう面もないわけではありませんが、援助者は、自傷行為という手段で「身体の痛み」を用いて「心の痛み」に蓋をしてきた若者が、なぜそのような生き方をしてこなければならなかったのかについて、よく考えてみる必要があります。おそらく彼らは、それまでの生活のなかに「安心して自分の気持ちを表現できる場所」がなかったのではないでしょうか？　だとすれば、援助の面接では「ここには安心して自分の気持ちを表現できる場所がある」ということを伝えていく必要があると思います。

自傷する若者のなかには、「将来はモデルになりたい」「芸能界デビューをする」「人とは違った生き方をする」などと、一見すると自己愛的ともとれる発言をする者もいますが、その背伸びした仮面を1枚剥がせば、驚くほど自分に自信がありません。自己評価の低い人ほど、「普通の自分では生きる価値がない」という思い込みから、しばしば自分に非現実的な理想を課すものです。

思えば、彼らの自己愛はいつでも「条件付きの自己愛」です。たとえば、「あと5キロ痩せたら……」「〇〇大学に入学したら……」「二重まぶたにな

ったら……」といった条件をつけて、それを叶えた自分しか愛せない、という苦しい状況のなかに生きているのです。言いかえれば、「ありのままの自分」を受け容れられないのです。

「ありのままのあなたで十分価値がある」——このことを伝えるには、「よく言えたね」「えらいね」「おっ、うれしいな」などといった短い言葉で、たえず支持と肯定のメッセージを送り続ける必要があります。

ただし注意していただきたいのは、この支持・肯定のメッセージは「ごくあっさりと」伝えてほしいのです。自傷行為の告白に対して、妙に情感を込めて「ベタぼめ」してしまうと、援助者として自傷行為を全面的に肯定しているかのような誤解を招く可能性があります。

また、それ以上に心配なのは、支持・肯定のメッセージがあまりにも過剰に伝えられてしまうと、そのことが彼らに援助場面への過剰適応を強いてしまう可能性があるということです。これまで指摘してきたように、自傷する若者は「愛されたがり」です。「大好きな○○先生を悲しませたくない」という思いから、本当は自傷したくなっていたり、あるいはすでに自傷してしまっていても、面接の場でそのことを正直に告白できなくなっています。自傷について正直に話せない面接は、時間と労力を無駄にするだけの虚しいものです。その意味でも、支持・肯定のメッセージはあっさり伝えるべきであり、ときには「本当は、最近自傷したくなっているんじゃない？」と、折りに触れて援助者の側から聞いてみる必要もあるかと思います。

4）自傷行為が止まった後で

以上に述べたようなかかわりを粘り強く続けていけば、背景に深刻な精神医学的問題や苛酷な生活環境がないかぎり、自傷行為の頻度を徐々に減らしていくことは十分に可能なことだと思います。

しかし、自傷する若者とのかかわりでとても大切なのは、援助のターゲットとする自傷行為が消失した後なのです。次はターゲットを変えて、行動記録表の記載を続ける必要があります。

まず第1に「自傷衝動」をターゲットとした分析が必要であり、次に「自

傷しようとは思わなかったが、つらい気持ちになった」という不快感情の自覚——人によっては解離症状をターゲットにするとよいでしょう。そして、それらの消長を行動記録表のなかでモニタリングし、それらの引き金について話し合いを続けることで、「自傷行為をしなくとも、人は私の話に耳を傾けてくれるんだ」という実感を持ってもらい、コミュニケーション手段としての「自傷行為」を手放しやすい状況にしていく必要があるのです。

　当初ターゲットとした自傷行為（たとえば「腕を切る」など）以外の行為にも、注目する必要があります。たとえば、家具や壁を殴ったり、爪を皮膚に食い込ませるような行動によって、密かに不快感情に対処している場合があります。こうした行動についても自傷行為と捉えて、順次治療目標としていくべきです。これらを放置したままにしておくと、結果的には、当初ターゲットとしていた自傷行為の再発につながる可能性が高いのです。

　そして、ピアッシングやタトゥーなどのボディモディフィケーションにも注意を払いましょう。すでに指摘したように、ファッションを目的とした行動でも、自傷患者の場合には、ピアスの穴を開けたり、タトゥーを彫り込む際の「痛み」を求めて行っていることがあります。耳のピアスでさえも、自分でピアッサーを用いて、痛みに敏感な耳介軟骨部に穴を開けたような場合には、自傷行為としての要素がなかったかどうかを話し合うべきです。

　また、間接的な自己破壊行動である摂食障害の症状や、アルコール・薬物の乱用にも目配りし、必要に応じて介入の是非を検討するべきでしょう。

　こうした行動記録表による援助がうまくいくと、多くの若者が表の欄外にその日、自分が体験したことや感じたことを書くようになっていきます。そうなると、行動記録表は、味気ない「表」から一種の「日記帳」のような機能を持つようになっていきます。これは、援助が成功していることを示します。「心の痛み」に蓋をするのをやめて、少しずつそのままの自分を表現するようになっているのです。

行動記録表と置換スキルを用いて援助した症例

　ここで、実際に行動記録表と置換スキルを用いて援助した症例を呈示して

おきたいと思います。この症例は、私自身が治療をしたものではなく、継続的な助言だけをしながら、援助は高校のスクールカウンセラーをしている臨床心理士が行ったものです。

なおプライバシー保護のため、提示するのは事実関係を損なわない範囲で、複数の典型的症例の病歴をつなぎ合わせたものとしています。

【症例D　17歳　女性　高校生】
1）援助につながるまで

　Dは、民間企業に勤務するサラリーマンの父親と専業主婦の母親に養育され、中学校までは学業成績が良好でした。中学時代、クラス全員から無視されるといういじめを受けたことがありますが、このときも「進学校に合格すれば、こんなクラスの仲間は関係ない」という思いを支えにして、勉強を頑張ってきました。

　Dは、希望通りに第1志望の有名進学校に入学しました。しかし、周りは優秀な生徒ばかりであり、そのなかでDは、平凡な生徒として埋没してしまいました。教室で他の生徒たちが熱心に授業を聴きながらうなずいている様子を見ると、「自分だけが授業についていけていない」と強い焦りを覚えました。また、友人が「今日は寝不足だ」などと話すと、「きっとすごく勉強しているんだろうな」と想像するだけでなく、そうした友人の発言が自分に対する嫌味やあてこすりのような気がして、教室のなかでも孤立感を覚えるようになりました。

　Dなりに何とか授業に追いつこうとして、夜遅くまで勉強しようと試みましたが、机に向かうとすぐに強い睡魔に襲われてしまい、ついそのまま朝まで眠り込んでしまう日もめずらしくありませんでした。Dは、そんな自分をふがいなく思い、眠気を覚ます目的から、勉強中にシャープペンシルで手甲を突くようになりました。しかし、すぐに痛みを感じなくなり、カッターで前腕を切るようになりました。こうすると、一瞬学校での孤立感や勉強の遅れのことが気にならなくなり、抑えつけられた暗い気分から解放される感覚を体験しました。そのため、自傷した夜はとてもぐっすりと眠れるのでした。

以来、学校で嫌なことがあると、帰宅してから深夜の自室でこっそり自己切傷を繰り返すようになりました。Dは、家族には気づかれないように、血を拭き取ったティッシュペーパーはトイレに流して廃棄していたといいます。しかし、本人の学業成績の低下を気にした両親から勉強のことを口やかましく言われ、そのたびに、すでに有名大学に進学している姉と比較されるようになると、自傷行為はどんどんエスカレートしていきました。
　次第に自傷行為の頻度を増やし、傷も深く切らないと、当初と同じ効果が得られなくなりました。また気分も、自傷行為をはじめる前と比べて、慢性的にふさぎ込んだような感じになり、テレビで不幸な事件が報道されるのを見るたびに、「ざまあみろ……この世なんか滅びちゃえばいい」と思ってしまうような、投げやり感情が強くなりました。
　深夜になると、毎日インターネットで同じように自傷を繰り返している人のサイトをのぞいては、「自分ひとりだけではないな」と安心する一方で、自傷したい気持ちが刺激されて、自らも自傷するだけでなく、傷口からこぼれる血液で絵を描いたりしました。
　そんなある日、学校で定期試験の結果が発表になったところ、本人はこれまでにない悪い成績であったことが分かり、激しくショックを受けました。級友が、「ちぇっ、おれ80点しかとれなかったよ」とはしゃぐように言うのを聞いた瞬間、激しくわき起こる感情を抑えきれなくなり、教室を飛び出しました。そして、学校のトイレで自分の腕をカッターで切ってしまいました。Dは、いつどんなことがあっても自分の感情をコントロールできるようにと思い、カッターを肌身離さず携行していたのですが、「学校では切らないようにしよう」と心に決めていました。しかし、この日はどうにも我慢できませんでした。
　その日、Dのブラウスの腕が血液で汚れているのを養護教諭に発見され、本人から事情を聞いた養護教諭は、スクールカウンセラーと会うように提案しました。

2）初回面接における自傷行為のアセスメント

面接を担当したスクールカウンセラーによれば、Dの自傷行為は幻聴の影響によるものではなく、また自殺を目的とするものでもありませんでした。それは不快気分の軽減を目的とした、非致死的な身体損傷であったことから、ファヴァッツァ分類における中等度／表層型・衝動性に該当するものと思われました（次ページに、アセスメントの結果を列挙します）。

これらのアセスメント結果から分かるのは、Dは自傷に関するコントロール喪失を経験しており、自傷肯定的な価値観を持ち、自傷行為に自身のアイデンティティを求めはじめているという点で、その自傷行為はファヴァッツァ分類の中等度／表層型・衝動性のなかでも、「反復性」（第2章参照）の特徴を帯びつつあったということです。

なお、BITE（Bulimia Iivestigatory Test of Edinburgh：大食症質問票・Henderson & Freeman, 1987；中井ら, 1998）とADES（Adolescent Dissociative Experience Scale：青年期解離体験尺度：Armstrong et al, 1997；松本ら, 2005a；松本と山口, 2005a；松本ら, 2008）は、摂食障害（特に神経性大食症）と解離性障害をスクリーニングするために、私が好んで使う自記式評価尺度です。

すでに第8章で述べましたが、BITE得点が25点以上の場合には、DSM-Ⅳの「神経性大食症」の臨床診断が可能な水準の食行動異常の存在とともに、治療経過中での過量服薬のリスクが示唆されます。またADESについては、まだ日本語版の妥当性が十分に確立されているとはいえませんが、私自身は30項目の点数合計を30で割った、10点満点の得点が4.0以上の場合には解離性障害の可能性も考えて、慎重に経過を観察します。ちなみにDの場合、ひとまずは摂食障害や解離性障害の可能性を考えないでよい水準といえました。

3）面接経過

①導入期：Dは自傷行為について、「いまの自分には必要。自分が生きるためにやっていることだから、やめる必要はない」と主張していました。面接を担当したスクールカウンセラーはそうした考えに共感しつつ、「高校に入学してから、いろいろと大変だったんだね」とねぎらったうえで、これが

- 開始年齢と期間：15歳より開始。以後、約2年弱持続
- 自傷の方法と手段（道具）：突き刺す→切る
  　　　　　　　　　　　　シャープペンシル→カッターナイフ
- 自傷する身体部位：左前腕に限局
- 傷の性状：浅いが、乱雑な多数の切創
- 実施場所と時間：通常は自宅自室、夜間
- 自傷頻度：週5回の自傷エピソード（原則として平日のみ）、1エピソードあたり、30個の自傷創を作る
- 自傷時の痛覚麻痺：軽度（痛みは感じるが、やや鈍い）
- 自傷時の記憶欠落：なし
- 自傷の目的：不快気分の軽減
- 自傷の治療効果の減衰：あり
- 自傷することへの心理的抵抗感：ほとんどなく、「自傷肯定的な」考え
- 自傷のコントロール喪失：今回学校内で自傷したのは、本人がコントロール喪失を自覚した最初の体験
- 自傷後の告白：周囲に隠していて、告白はせず
- 傷のケア：消毒などはいっさいせず
- 自傷創の外科治療の経験：なし
- 傷や血液に対する奇異な執着：あり（血液で絵を描く）
- 自傷関連サイトの閲覧：あり
- 物質乱用：なし
- 被虐待歴：なし
- BITE（大食症質問票）：20点
- ADES（青年期解離体験尺度）：2.6点

エスカレートした結果、「消えたい」「いなくなりたい」と感じるようになることの懸念を伝えました。そのうえで「あなたがうまく表現できない、心のつらさを詳しく知りたい」といって、行動記録表をつけることを提案しました。Dは、しぶしぶではありましたがこれに同意し、以後一応は記録をつけてくるようになりました。しかし自傷創については、依然としてカウンセラーに見せようとはしませんでした。

②抵抗期：行動記録を分析していくとDの場合、学校の授業で勉強の遅れを痛感したり、教師からの質問に答えられなかったりした体験が引き金となっていることが多く、特に帰宅後に自室で勉強しようとすると、自傷衝動が高まることが分かりました。カウンセラーは勉強の苦労をねぎらいつつ、「しかし、勉強だけがすべてではないのでは？」と提案しましたが、本人は「勉強をとったら、私には何も残らない」と強い抵抗と頑なな態度を示しました。刺激的な置換スキルの提案には、Dはほとんど関心を示しませんでした。

③転回期：面接を開始して半年後、Dは「最近、以前先生が言ったみたいに『消えたい』『いなくなってしまいたい』という気持ちが出てきました。このまま自傷とつきあっていったら、死んでしまうかもしれない」と語り、自身の将来に対する危惧を漏らすようになりました。この頃より、面接時にカウンセラーに自傷創を見せるようになるとともに、行動記録表の記載量が増え、欄外にその日、自分が感じた怒りなどを書き込むようにもなりました。またDは、「毎朝、教室に入ることを想像するだけで緊張して、気を失いそうな気分になる」「翌日、学校に行くことを考えると緊張してしまって、夜うまく寝つけない」と訴えることがありました。

　そこでカウンセラーはマインドフル呼吸法のことを教え、面接室で実演したうえで、毎朝の通学中の電車のなかで15分、夜寝る前に20分、やってみるように提案してみました。Dは半信半疑といった態度でしたが、実際にやってみるとスムーズに入眠できることを体験してからは、以後習慣的にこれを行うようになりました。

④終結期：カウンセラーは睡眠効果を体験したDに対して、自傷情動についてもマインドフル呼吸法を試みるように提案しました。その結果、3回に2回くらいは、自傷行為にいたるのを回避できるようになり、自傷の頻度は減少していきました。呼吸法によって、自傷行為に対するコントロールを得たDは、以前のように勉強に対して頑なな態度を示さなくなり、「現状の成績では大学は無理そうだから、専門学校にします。昔から動物が好きだったので、トリマーになる学校に行こうと考えています」などと語るようになりました。Dのなかで、何かしら価値観の変化が生じたようでした。

定期的な面接を開始してから1年半を経過した時期には、自傷行為は見られなくなっていきました。まもなく高校を卒業したため、一旦、面接は終結となりました。

「死にたい」と言われたら

自傷行為の多くは自殺を意図した行動ではありませんが、ある程度以上の習慣性を帯びた自傷者ならば、そのほとんどが漠然と「消えてしまいたい」と感じたことがあるはずです。さらに、私たちの研究によれば、「消えたい」という感覚は、「本気で死にたいと思った」という自殺念慮と密接に関連しています（松本と今村, 2009）。「消えたい」と感じた人が、さらに窮地に追い詰められると、「本気で死にたい」と考えるようになるわけです。実際、自傷行為を繰り返す若者を援助する経過中に、「死にたい」という自殺念慮の訴えと遭遇するのは、稀なことではありません。

本書は自傷行為への対応について論じることを目的とするものですが、参考までに、「死にたい」といわれた際の対応についても、簡単に触れておきたいと思います。

1）「死にたい」という言葉は自殺のサイン

最初に断言しておきたいのですが、「『死ぬ、死ぬ』という奴にかぎって、案外、死なないものだ」などという人がいますが、これは完全な間違いです。

自殺念慮は、近い将来の自殺行動を予測する重要な危険因子です。ケスラ

ーら（Kessler et al, 1999）の大規模な地域住民調査にもとづく指摘によると、自殺念慮を抱いた者のうち、その34％は具体的な自殺の計画を立てており、さらに自殺の計画を立てた者の72％は実際に自殺企図におよんでいるとのことです。これは、自殺念慮を抱いたことのある者の24％が、実際に自殺企図におよんだ経験があったことを意味しています。さらに彼らは、衝動的に自殺企図におよんだ者の90％、あるいは計画的な自殺企図におよんだ者の69％が、自殺念慮を抱いてから1年以内に行為におよんでいたことも明らかにしています。こうした事実は、自傷する若者の「死にたい」という訴えを決して過小評価できないことを示しています。

　自殺のサインを捉えるには、相手が「死にたい」と訴えるのを待っていては遅きに失する場合があります。というのも自殺を考える人は、そこまで追い込まれた自分自身に対して「恥」の感覚を抱いており、「誰かに伝えても、どうせ分かってはもらえないだろう」という諦めの気持ちになっていることも少なくないからです。

　したがって、「ひょっとして」と感じたら、援助者の側から積極的に質問していくことが重要です。自殺念慮を聞くことに抵抗感を持つ援助者は少なくありません。かえって本人の「背中を押す」ことになるのではないか、という恐れを抱いている人もいます。しかし、訴えを聞いたからといってその人が自殺しやすくなるというエビデンスはありません。むしろ、自殺予防の専門家（Chales & Strosahl, 2005）は、「質問されることによって、これまで必死に秘密にしてきたことや、個人的な恥や屈辱の体験に終止符が打たれ、安心することが多い」と指摘しています。また、自殺予防に関して多くの本を著している高橋祥友（2002）も、「誠実な態度で話しかける（Talk）」「自殺についてはっきりと尋ねる（Ask）」「相手の訴えを傾聴する（Listen）」「安全を確保する（Keep safe）」の頭文字をとって「TALKの原則」と呼ばれる対応指針を紹介し、積極的に自殺念慮について質問することの大切さを強調しています。

2）「死にたい」にどう対応するか

それでは問いかけた結果、自傷する若者が「死にたい」と訴えた場合、援助者はどのように対応したらよいのでしょうか？　以下に、そのポイントを簡単に整理しておきたいと思います。

①告白に感謝する

相手から「死にたい」という言葉が出てきたとき、その訴えを軽視しないで真剣に向き合い、共感と支持、思いやり、そして支援を約束する姿勢を伝えることが大切です。まずは、慌てたり、騒ぐことなく、静かで穏やかな態度で、正直に自殺念慮を告白してくれたことをねぎらいましょう。このようにして、「自分の気持ちを正直に語ることはよいことである」というメッセージを伝える必要があります。

②「自殺はいけない」はいけない

たとえば、「生きてりゃいいことあるさ」などと安易な励ましをしたり、「とにかく、頑張って生き抜け」といったやみくもな前進を唱えるようなことはすべきでありません。個人的な価値観にもとづいて、「残された人はどうするのだ」「家族の身になってみろ」「死んではいけない」という叱責や批判、あるいは、自分の道徳観を押しつけるような強引な説得も好ましいものではありません。

これは自傷行為への対応と同じことですが、自殺を考える者とのあいだで「自殺は良いことか、悪いことか」といった議論に拘泥するのは、不毛であるだけでなく、反治療的に働く場合があります。なぜなら、援助者から「自殺はいけない」と決めつけられてしまうと、その後の面接のなかで、その人は二度と正直に「死にたい」という気持ちを語れなくなってしまう可能性があるからです。

③「死にたい」の意味を考えながら傾聴する

「死にたい」という告白は、「困難な問題のせいで『死にたい』くらいつら

いが、もしもその問題が解決されれば、本当は生きたい」というメッセージと考えるべきです。自殺を考えている人は心理的視野狭窄の状態に陥っていて、自らが抱えている困難な問題には、まだ試していない解決策があることに思いいたれない状況にあります。そもそも、支援資源に関する情報を持ち合わせておらず、困難から「永遠に逃れられない」と感じている場合さえあるのです。

　したがって援助者の役割は、話を傾聴しながら、「この人の困難な問題とは何なのか？」「どのような支援資源が必要なのか？」「キーパーソンは誰なのか？」といったことに考えをめぐらせることです。その際、「その困難がありながらも、今日まで生き延びることができた理由は何であろうか？」という観点から質問を補ってみるのもよいでしょう。意外な事柄が支えとなっていたことが分かり、その若者の生命を守るために誰と連絡を取ればよいのか、どのような支援資源につなげればよいのか、ヒントが得られる可能性があります。

3）確実に支援資源につなげる

　人はたったひとつだけの原因で自殺を考えたりはしないものです。自殺を考える人の多くは、精神医学的な問題の他に経済的な不安や、家族や大切な人との関係の破綻など、複数の問題を抱えているものなのです。援助者は、そのなかで自分が解決を手助けできる問題は何なのか、専門家やしかるべき機関を紹介する必要があるかどうかを見極める必要があります。

　紹介する際には、専門家やしかるべき機関と確実につなげる必要があります。自殺を考えるほど精神的に追い詰められている人は、注意力や判断力、記憶力が低下していることが多く、援助者の指示をうわの空で聞き流していることもあります。また、自分にとってプラスとなることを実行するのに消極的になっている場合もあります。面接のなかで同意したからといって、助言通りに実行するとはかぎらない点にも注意すべきでしょう。したがって、保護者へと確実につなぐ必要がありますし、援助者が専門家のもとに同行する、本人と一緒に支援機関に電話をかける、説明した内容の要点をメモにし

て渡す、といった工夫が必要です。紹介した支援機関が、本当にその問題を取り扱っているのかどうか、援助者があらかじめ問い合わせておく必要もあります。なお、このような援助にあたっては、できるかぎり本人からの同意を得るように努めてください。

　4）守秘の原則は適用されない
　「できるかぎり同意を得る」といったことと矛盾するようですが、自殺念慮を抱く者や自殺未遂におよんだ者の援助においては、守秘義務の原則は適用されないということも心得ておいて下さい。したがって、相手が「家族には言わないでください」と訴えた場合にも、「あなたを守るためにそれが必要である」ことを粘り強く説明する必要があります。

　5）「自殺しない約束(No Suicide Contract/Suicide Prevention Contract)」
　援助者と自殺念慮のある者とのあいだで、「自殺しない約束」をすることにはとても重要な意味があり、確かにそうした約束は命をつなぐ大切な絆となり得ます。しかし、だからといって、ただやみくもに約束をとりつけて、「相手から言質をとればいい」というものではないことを、肝に銘じておく必要があります。
　この約束を取り結ぶ際に、念頭におくべきことを以下に述べておきます。

　①次回までの時限的契約：困難を解決するための一応の方向性が見えてきて、本人もその方針に同意したら、「自殺しない約束」を交わすこととなります。といっても、「この先ずっと自殺はしない」という漠然とした契約は、それ自体がナンセンスです。この約束は、あくまでも次回の面接予約を前提とする「時限的契約」であり、面接のたびに確認される必要があるものです。そして、そこで確認されるのは、「自殺念慮がない」「自殺の危険がない」ということではなく、「自殺したくなったら必ず連絡する」という、援助者との治療同盟の絆なのです。

②治療同盟が前提：「自殺しない約束」は、継続的な援助関係と信頼できる治療同盟を前提としてはじめて意味を持つものです。今後、継続的援助関係を持つ予定がない人との、その場かぎりの約束には意味がないことを忘れないで下さい。

6）入院させればそれで終わり……ではない

　自傷・自殺の恐れは、措置入院という精神科病棟への非自発的入院の要件となっており、入院には、人を自殺行動から物理的に保護するという機能があります。しかし、チャールズとストローザル（Chiles & Strosahl, 2005）は、「精神科病院への入院が自殺を減らすというエビデンスはなく、自殺は、他のいかなる施設よりも、精神科病棟と刑務所で起きている」と述べ、精神科病棟への入院がもたらす医原性の副作用にも注意を払う必要があると述べています。彼らは、強制的な入院という、自己決定権が剥奪されるという体験が、退院後の患者の自殺リスクをかえって高めてしまう可能性があることを強調しています。

　しかし、だからといって、私は精神科病院への入院が自殺予防に意味がないと考えているわけではありません。自傷する若者に重篤なうつ状態や解離状態が併発した場合、精神科病棟で安全を確保したうえで集中的な医学的治療を行うことは、確実に自殺のリスクを低減します。また入院期間中に家族内葛藤を調整し、保健所や児童相談所、学校などの関係者がネットワークを構築することも、退院後の支援にあたって非常に大きな力となります。

　問題なのは、こうした家庭や地域、学校における様々な困難に介入せずに、援助者や家族の安心――「とりあえず、病院に入院させておけば……」といった入院先の病院への安易な丸投げのためだけに、単に「物理的に行動を制限する」だけの入院を繰り返すことです。たとえば、家庭内で繰り返し暴力被害にさらされている事実に介入せずに、ただ入院を繰り返しているとすれば、これは何ら根本的な解決にはならないのです。

　もちろん、根本的な解決は容易ではありませんが、ここでも大切なことは、援助者が孤軍奮闘するのではなく、「チームを組んで」問題に立ち向かうこ

とです。一人の人間の自殺を防ぐには、医療、福祉、教育、行政、そして家族による総力戦が必要となってきます。特に、家族内の虐待やDVによる被害といった問題が見られる場合には、行政機関の関与が重要になるでしょう。そのような場合、援助者は精神科医療機関だけでなく、地域の保健所や精神保健福祉センター、児童相談所などといった公的な保健福祉機関とも連携し、地域に広範な支援体制を構築する必要があります。

それから、自殺の意図から自分を傷つける行為——つまり、自殺企図におよびながらも、幸いにして未遂に終わった場合に注意してほしいことがあります。自殺企図後には一過性の、元気になったように見える、あるいは以前よりも調子がよくなったように見える状態があるのです。重篤な身体損傷による「身体の痛み」が「心の痛み」を紛らわし、自殺を試みたことで、「見捨てられた」と感じていた重要他者との絆を確認できたという気がするからかもしれません。しかし、しばらくすれば、それが錯覚であり、現実の苦痛は何も変わっていないことに気づきます。自殺企図をしてから1年以内は、再企図におよぶリスクが特に高く、注意を要します。

自傷を繰り返す者に対する薬物療法で注意すべきこと

精神科医以外の援助者にはあまり関係ないかもしれませんが、薬物療法についても、ここでごく簡単に触れておきたいと思います。

自傷行為を繰り返す若者の支援に、つねに精神科薬物療法が必要というわけではありません。むやみに精神科薬物療法を導入することの弊害も考慮する必要があります。というのも、自傷者のなかには、強い人間不信のゆえに「精神科医はとにかくクスリさえくれればいい」と決めつけて、自分が抱える「生きにくさ」を薬剤だけで解決しようとする姿勢をとる人もいるからです。こうしたやり方は、薬で「心の痛み」に蓋をする行動という意味で、自傷行為と本質的に変わらないものです。おそらくは、たちまち処方された薬剤を乱用してコントロールを失い、処方薬の依存症に陥ったり、過量服薬を繰り返すことになるでしょう。

だからといって、私は自傷する若者に精神科薬物療法が不要であると考え

ているわけではありません。自傷行為に対するSSRI（選択制セロトニン再取り込み阻害薬）という抗うつ薬の治療効果については、まだ十分なエビデンスが確立されているとはいえませんが、なかにはこれを投与することによって、多少とも自傷行為の頻度が減少したり、稀には（多くの場合、その効果は一時的なものではありますが）自傷行為が消失する症例もあります。

また、自傷行為に対する効果はさておき、抑うつ気分や意欲低下といった気分障害の症状は自傷を繰り返す者の多くに認められるものであり、その大半が薬物療法を要する水準の重症度に達しています。もちろん、SSRIの投与によって自傷行為が悪化する場合もあり、その投与には慎重を期する必要がありますが、うつ状態が重篤であれば、やはり投与を積極的に検討すべきでしょう。

それから、衝動行為が頻発したり、解離症状が悪化した場合には、少量の抗精神病薬を投与することが有効な場合もあります。もちろん、その効果は非特異的な鎮静効果によるものであり、対症療法にすぎないものですが、鎮静によって衝動性を抑えているあいだに置換スキルによる対処を習得したり、環境を調整してみることで、最終的な改善を得ることができる可能性があります。

なお、注意すべき点として、自傷を繰り返す若者には、依存性の高い薬剤や酩酊感をもたらす薬剤の投与はできるだけ控えるべきであるということが挙げられます。これらの物質は、依存症を引き起こすだけでなく、アルコールに類似した酩酊感を引き起こし、人工的な解離に近い状態を作り出す場合があります。具体的な薬剤としては、ベンゾジアゼピン系の抗不安薬や睡眠導入剤、あるいはバルビツレート系の成分が含まれている薬物（たとえば、ベゲタミン）などが該当します。前者の場合には慎重投与すべきであり、後者の場合については、私自身は絶対に処方すべきではないと考えています。

また、自傷する若者は過量服薬におよぶリスクがきわめて高いので、過量服薬によって致死的結果を招く危険の高い薬剤も避けるべきだと思います。具体的には、大量摂取で呼吸抑制のリスクがある、バルビツレート系成分を含む薬物、心臓に対する毒性がある三環系抗うつ薬や抗てんかん薬のカルバ

マゼピン（商品名：テグレトール）、腎臓障害をきたす炭酸リチウム（商品名：リーマス）の投与には、慎重を期する必要があるでしょう。

さらに、抗精神病薬や抗うつ薬のなかには、副作用として体重増加をきたすものがあります。女性の自傷者の多くが摂食障害を合併している、もしくは潜在的に摂食障害傾向があるので、こうした薬剤の服用が彼らの肥満恐怖を賦活して、精神状態を不安定にすることがあります。したがって、こうした薬剤の投与にあたっても十分に考慮する必要があります。

家族への働きかけ

第7章において、家族に対する「子どもの自傷行為」という事実の伝え方には、すでに触れました。ここでは、自傷行為への対応の注意点として、その他に家族に伝えておくべきことを述べたいと思います。

これまで繰り返し述べてきたように、自傷行為は本質的に秘密の対処行動です。しかし、家族をはじめとした身近な人たちの反応にさらされるなかで、二次的に操作性・演技性を帯びてしまうことがあるのも事実です。その意味では、自傷行為をいたずらに助長させないためにも、家族の対応のあり方は大変重要になってきます。

家族には、少なくとも以下の4点は伝えておきたいところです。

①過度に自責しない、本人の行動に一喜一憂しない
②怒りに駆られて説教しない
③挑発的な態度をとらない（「死ぬ気もないくせに……」などと言わない）
④自傷行為を無視しない

実際の臨床現場で比較的多くみられるのは、本人の自傷行為を深刻なものと捉えず、いかにもうんざりしたような態度をとったり、無視をする家族です。あるいは自分の偏った価値観にもとづいて、自傷行為の意味を勝手に解釈し、どう考えても首を傾げたくなるような対応をとる家族もいます。

ときには、こちらが見ていて本人がかわいそうでならないほど苛酷な状況

の場合もあり、援助者でありながらも、思わず親を糾弾したい衝動に駆られそうになるほど、「腹の立つ」親もいるでしょう。しかし、親を糾弾すれば、親は本人の来談に非協力的になったり（「治療は自分のお小遣いから払って」などと言う）、親に同席面接を依頼しても協力が得られない（「仕事が忙しくて、とても無理です……」と言い訳をする）など、援助に支障をきたす場合があります。

　援助者が忘れてはならないのは、実は、その家族自身も様々な困難を抱えていることが少なくない、ということです。たとえば、離婚後に女手一つで子育てをしてきた母親であったり、心身の病気により就労が困難で、生活保護を受給していたり、DVの被害を受けていたり、夫のアルコール問題に悩んでいたりするのです。しかも、親族や地域のつきあいからも孤立して、家庭はしばしば「密室化」しています。子どもの自殺に詳しい児童精神科医のフェファー（Pfeffer, 1986）は、自殺のリスクが高い子どもの背後には、自殺のリスクが高い親の存在があると指摘しています。その意味では、子どもと同様、家族も支援を必要としている可能性があるわけです。

　このような場合には、家族についても、家族自身のための援助者が必要だと思います。ただし、本人を担当する援助者が、家族の個別的な相談を受けるのは好ましいことではありません。本人と家族とは、しばしば利害関係において対立していますから、担当者をそれぞれ分ける必要があります。学校においては、養護教諭が本人を担当している場合、スクールカウンセラーが家族を担任するという方法がありますし、あるいは保健所や精神保健福祉センターの相談員（その多くは保健師や精神保健福祉士）に家族の援助をお願いするという方法もあります。もちろん、虐待やネグレクトが疑われる事例では、児童相談所との連携が必要なのはいうまでもありません。

　なお、こうした家族は本人と同様、援助希求能力が乏しく、対人不信感が強いので、援助関係から容易にドロップアウトしてしまいやすいという問題があります。何かトラブルがったとき――たとえば、「子どもが暴力をふるった」「子どもがひどい自傷行為をした」「夫から殴られた」ときには援助を求めてきますが、騒ぎが一段落つくと、パタリと来談が途切れてしまいます。

つまり、援助希求が断続的で、継続した援助関係のなかで根本的な問題の解決を目指すというかたちになりにくいのです。

その意味では、折に触れて援助者のほうから積極的にアプローチしていく必要があります。複数の援助者それぞれが、本人と家族に接触する関係を維持し、家族を「密室化」させないことが、本人と家族の双方にとってよい結果を生むでしょう。

学校における伝染の予防

すでに第4章で述べたように、生徒の自傷経験者の割合は、全体で見ると1割前後ですが、クラス単位になると、その割合には大きなばらつきがあり、自傷行為の伝染現象が日常的にクラス単位で発生している可能性は否定できません。

ウォルシュとローゼンは、思春期・青年期の若者が密集している施設、しかも様々な規則で管理された空間内では、自傷行為の伝染が生じやすいと指摘しています。したがって、学校という場所においても、自傷行為の伝染に対して一定の配慮が必要といえるでしょう。もちろん、自傷行為の伝染はどんな生徒にも生じるというわけではありません。何らかの精神的苦痛を抱えている生徒に伝染しやすいのです。

その意味では、自傷行為によって、その生徒が抱えている問題を発見することができるというメリットもないわけではないのです。とはいえ、自傷行為による苦痛への対処は、長期的には問題を複雑化させます。また、生徒のなかで一斉に自傷行為が発生した場合などは、とても対応しきれるものではありません。教員にとっては、そのような事態を想像するだけでも悪夢にうなされる人もいるでしょう。

自傷を繰り返す生徒に対しては、定期的な個別面接を保証し、これを継続する一方で、本人に「自傷していることを他の生徒には言わない」ことを約束してもらうとともに、家族の協力を得て、「衣服やサポーターなどで傷を隠す」といった指導をする必要があると思います。もしも生徒が、「長袖のシャツはどうしても嫌だ、サポーターも嫌。包帯ならばいい」と主張するの

であれば、包帯でもかまいません（本当は長袖シャツやサポーターが好ましいのですが、夏場は通気性に難があり、その点では包帯が優っています）。もちろん腕に包帯を巻いていると、いかにも「自傷しました」という印象を周囲に与えてしまう危惧がありますが、それでも、他人に対して強いインパクトと伝染性を持つのは、何よりも「生の傷」です。これさえ隠してくれれば、最悪の事態は回避できます。

また、こうした指導になかなか従ってくれず、教室内で自傷行為のことを吹聴したり、あるいは教室内や他の生徒の前で自傷行為におよぶといった生徒に対しては、しばらく保健室登校として、教室に入ることにストップをかけることも検討すべきでしょう。また、仲良しグループ数名のなかで、互いに競い合うようにして自傷行為が流行してしまった場合には、そのグループの登校を一時的に中止し、自宅待機とする必要があります。そのうえで、頻回に家庭訪問などの個別的なかかわりをしていると、周縁の生徒の自傷行為は止まり、中核にいる生徒のみが自傷行為を続けるという状態になります。このようにすれば、メンタルヘルス的支援を集中的に行う必要のある生徒を絞り込むことができるでしょう。

残された傷痕の問題

本章で述べたようなかかわりを粘り強く続けていけば、若者が自傷行為をしなくなることはさほどめずらしいことではありません。

ところで、そのようにして一定期間自傷行為をやめている者が、あるとき突然、「腕の傷痕を消したい。よい形成外科医を紹介してもらえないか」と訴えてくることがあります。これ自体はよい兆候です。なぜなら、この発言はかつて「自傷さえあれば、誰の助けもいらない」「自分の身体なのだからかまわない」と言っていた若者が、いまやその自傷肯定的な価値観を手放したことを意味しているからです。

しかし、自傷の傷痕を消したいという彼らの要望に対して、いつも私は「うーむ……」と煮え切らない態度をとってしまいます。「できればやめてほしい」──そんな気持ちも正直、ないといったら嘘になります。私が慎重す

ぎるだけかもしれませんが、自分の臨床経験のなかでは、「傷痕を消したい」と考えはじめた者はまもなく自傷を再発する、というジンクスがあるのです。不思議なことですが、自分の経験ではこのジンクスはかなりの確率であたるのです。ひょっとすると、自分の苦悩の痕跡を消したいという思いの背景には、就労へのプレッシャー、あるいは新しい恋人や友人との出会いを焦る気持ちが、自傷の再発への誘い水になっている可能性もあるのでしょう。

　しかし、その一方でまた別の見方もできます。自傷する若者はよくこんなことを言います。「傷痕を見ると安心する。でも傷が治って消えてくると、また切りたくなる」——これは、まるで自傷の傷跡が何かの「お守り」であるかのような発言です。しかしファヴァッツァは、いくつかの未開部族は呪術的な儀式において故意に自らの身体を深く切り、その傷跡にできた瘢痕の模様（スカリフィケーション）を、「癒しと再生」を象徴する「お守り」として用いていたことを指摘しています。だとすれば、自傷する若者の発言も、あながち間違っているとはいえないような気がします。

　そんなふうに考えていくと、自傷の傷跡にも大切な役割があるようにも思えてくるのです。自傷行為をやめてしばらく経過した若者が、「こんな傷が残っていたら、誰も私を好きになってくれない」「どこの会社にも勤められない」と嘆くのを聞くたびに、私は思わず少し気障なことを言いたくなります。「その傷のあるあなたは嫌で、傷のないあなたならよいという相手が、本当にあなたの支えになるのかな？　その傷跡は、あなたにはかつて苦しい時期があったけど、いまはそれを克服して生き延びたというしるしだと思う。その意味では、誇らしい傷痕と言えるかもしれない」。

　私は、自傷する若者の援助における最終目標は、自傷行為が消失することではなく、生き方を変えて新しい自分になることだと考えています。すでに述べたように、自傷をする者の生き方とは、皮膚を切るだけではなく、過去の苦悩を「切り離し（cut away）」、「何も起こらなかった」「何もつらくなかった」ことにしてしまう点にあります。そうではなく、自らの疾風怒濤の過去をふまえて新しい「自分らしさ」を築くこと。こうした変化のことを、依存症臨床にならって「リカバリー（回復）」と言いかえてもいいように思い

ます。

　自傷の傷痕を消したいという彼らのまえで、私が歯切れ悪くなってしまうのは、そのせいなのです。

本章のまとめ

　本章では、自傷行為のマネジメントの実際について論じました。自傷行為の援助は、自傷行為の引き金を同定し、習得した置換スキルで引き金に対処できるようになることです。そこで、行動記録表を用いた引き金の同定方法や、なかなか気乗りしない自傷者に対して、少しずつ置換スキルを行えるように方向づけていくコツについて論じました。しかし、最も大切なことは、このプロセスを通じて、少しずつ自分の感情を安心して表現できるようになることだと考えています。一度に感情を表現させるのではなく、大きく迂回しながら、爆発寸前の感情の塊を少しずつ小分けにして、扱いやすい大きさにしていくプロセスと言いかえてもよいでしょう。

　また本章では、自殺念慮への対応、家族への対応、学校での伝染予防の方法についても触れ、最後に皮膚に残された傷跡の処理について私見を述べました。

　さて、次章はいよいよ終章となります。終章では、本書の締めくくりとして、自傷行為にかかわることが持つ意味と社会的な意義について、私の考えを述べさせていただきたいと思います。

第10章

若者の自殺予防と社会安全のために

自殺対策加速化プラン

　ここまで本書を読んできてくださった方には、すでに「自傷行為は自殺企図とは異なるが、自殺関連行動である」、あるいは「『リストカットじゃ死なない』とはいえても、『リストカットする奴が死なない』は正しくない」ということを理解していただけたと思います。

　そのような自傷行為がいま学校で問題となっているという事実は、とりもなおさず、児童・生徒の自殺予防という観点から自傷行為に注目し、これを教育現場で取り上げる必要があることを意味しているとはいえないでしょうか。

　もちろん「学校在籍期間中に自殺しないこと」を目標とするのであれば別ですが、「将来にわたって自殺という選択をしない」ことが、学校における自殺予防教育のねらいであるならば、自傷行為を避けて通ることはできません。なにしろ、すでに何度か触れたように、十代における自傷経験が十年後の自殺既遂による死亡リスクを数百倍に高めるということが明らかにされているのです（Owens et al, 2002）。

　これまで10年あまり、年間3万人以上の自殺者を出し続けているわが国では、平成18年に自殺対策基本法が制定されて以来、国として様々な自殺対策が進められてきましたが、そのなかでリストカットのような自傷行為は取り上げられることは不思議なほどありませんでした。しかし、平成20年10月に行われた自殺総合対策大綱の改正（内閣府：自殺対策加速化プラン）では、つ

いにこの自傷行為への対応が施策のなかに盛り込まれることとなったのです。以下に、その部分を引用します。

「……思春期・青年期において精神的問題を抱える者や<u>自傷行為を繰り返す者</u>について、救急医療機関、精神保健福祉センター、保健所、教育機関等を含めた連携体制の構築により適切な医療機関や相談機関を支援する等、精神疾患の早期発見、早期介入のための取組を促進する……（下線は筆者）」。

このことは、自傷行為を繰り返す若者を支援することが、メンタルヘルス領域の支援者はもとより、教育関係者や救急医療関係者の責務であると定められたことを意味します。もはや私たちは、この自傷行為という問題抜きで若者の自殺予防を議論できない段階にあるのです。

学校における自殺予防教育のあり方

若者の自殺予防という観点から、最も重要な役割を果たすのは、いうまでもなく学校です。生徒の１割前後に自傷行為の経験があるという現実を考えれば、教育の現場には、その絶対数において自殺リスクの高い若者が多数存在していることになります。その意味で、学校ではこの点を踏まえた自殺予防教育の実践が必要です。

しかし残念なことに、私が知り得た範囲では、一部の先進的な取り組みを除けば、多くの学校が教育のなかで自殺や自傷の問題を取り上げることに消極的です。自殺予防教育をしている学校でも、社会的な成功者である高齢の文化人や医師、あるいは退職校長といった人を講師に招き、「いのちの尊さ」に関する講話を聞かせるというパターンが少なくありません。これは、一見、自殺予防教育のように見えますが、つまるところ、単なる道徳教育の域を出ないものです。何よりも海外の専門家のあいだでは、このタイプの「自殺予防教育（？）」が最も好ましくなく、効果が乏しいと考えられていることを考慮する必要があります（Hawton et al, 2006）。

ちなみに、性教育で有名な岩室紳也（2008）は、「子どもたちには『いのち』という言葉は抽象的すぎて何も伝わらない。人を生かすのは、『いのちは大切』ではなく、『おまえが大事だ』である」と指摘しています。考えて

みれば、これは当然のことといえます。そもそも、自殺のリスクの高い子どもは自尊心が低く、社会的な成功者や有名人の話を「自分の問題」として聞くことができる心理的状況にはないと思います。

その一方で、助産師を講師として招き、児童・生徒に「生命誕生の喜び」といった、「みんなこの世に歓迎されて生まれてきた」という趣旨の講話を聞かせるというタイプの自殺予防教育もあります。こうした話は、周囲から愛されてきた子どもには一定の効果があるかと思いますが、自殺のリスクの高い子どもにとっては、かえって死にたい気持ちになってしまうほど、つらい授業となることでしょう。というのも、自殺のリスクの高い子どもたちのなかには、ひとり親世帯で養育されていたり、親戚をたらい回しにされてきていたり、虐待やネグレクト、あるいはいじめによって繰り返し自分の存在を否定されてきた者が少なくないからです。

それでは、どのような自殺予防教育が求められるのでしょうか？

繰り返し指摘してきたように、自傷や自殺のリスクの高い若者たちの特徴は、援助希求能力が乏しいという点にあります。そのことは、学校が把握する自傷行為の発生率と実際の発生率に30倍もの違いがあることからも一目瞭然といえるでしょう。とりわけ、虐待を受けている子ども（虐待被害は若者の自殺における重要な危険因子であるだけでなく、成人の自殺、さらには虐待を受けた人の子孫の自殺についても危険因子となります）の場合、第三者に相談した結果、かえって悪い結果となった経験を数多くしており、幼少の頃より、「（つらくても）何も感じてはいけない」「何も語ってはいけない」と堅く信じるようになっています。

そのような彼らにとって、それでも自傷や「死にたい気持ち」について多少とも打ち明けられるのは、家族でも教員でもカウンセラーでもないのです。このことは、第7章でご紹介した、英国における中学生調査の結果からも明らかなことでした（Hawton et al, 2006）。自殺リスクの高い若者にとって最もアクセスしやすい資源とは、学校の友人なのです。したがって、自殺予防教育とは、友人を有効な支援資源として活用できるような内容にしていく必要があるわけです。

具体的には、生徒たちにメンタルヘルスの知識をわかりやすく伝え、落ち込んでいる友人、あるいは自分を傷つけたり、死にたいと考えたりしている友人に対して、決して「見て見ぬふり」をしないことを伝えるような教育です。ここで、私が生徒に伝えて欲しいと思うメッセージを以下に記しておきたいと思います。

　「人は誰でもうつ状態になったり、死にたいと考えてしまったりする可能性はある。それが正しい方法とはいえなくても、言葉にできない苦痛に耐えるために、ときには自分を傷つけてしまうこともある。だから、もしも友人の誰かが自分を傷つけていたり、落ち込んでいたり、あるいは『死にたい』という言葉を口にしていても、彼らを仲間はずれにしたり、距離を置いたりするべきではない。必ず声をかけ、『どんな問題を抱えているのか』と尋ねてあげるべきである。そして、話を傾聴したうえで、そのことを自分だけで抱えずに、信頼できる大人に伝える必要がある。たとえ、その友人が、『誰にも言わないでほしい』といっても、『おまえのことが心配だから、友人として力になりたい。○○先生は信頼できる人だから大丈夫』と伝えて、その大人に知らせるべきである」。

　このタイプの教育は、海外ではすでにいくつか試みられており、上述したような内容を15分ほどの映画にして、学校の休み時間に流しているようです（Screening For Mental Health：http://www.mentalhealthscreening.org/Schools/）。わが国でも、道徳教育ではない、真の意味での自殺予防教育が広く展開されることが期待されます。さらに、自分を大切にするための知識として、「故意に自分の健康を害する」行為全般を扱った健康教室も求められます。それは、おそらく飲酒・喫煙、薬物乱用防止、性教育といったものが統合された、総合的な「セーフティ教室」としての性質を持つものとなるでしょう。
　こうした理想を実現するには、学校におけるメンタルヘルス支援者——養護教諭、スクールカウンセラー、スクールソーシャルワーカーの人員的拡充

が不可欠です。できれば、スクールカウンセラーやスクールソーシャルワーカーを非常勤としての配備ではなく、発言力のある常勤の専門家として配置するべきだと思います。また、児童相談所、保健所、精神保健福祉センター、精神科クリニックの職員が年に数回、生徒たちに授業をするというのもよいでしょう。生徒に地域の援助機関の存在を知らせるとともに、教員もこうした援助者と「顔と顔のつながり」ができ、今後の連携にプラスに作用するはずです。

痛みを感じない少年たち

ところで、学校にいる一般の生徒の他にも、自殺のリスクが高い若者は存在しています。社会的に逸脱した行動のために入所させられる、いわゆる矯正施設にいる子どもたちです。忘れてならないのは、反社会的な行動をとる若者たちは自傷・自殺のハイリスク群であるということです。つまり若者の自殺予防においては、家庭や学校、あるいは地域で手を焼くトラブルメーカーにこそ、目を向ける必要があるのです。本書の結びとして、この問題について触れておきたいと思います。

最近数年間、私は定期的に少年鑑別所や少年院を訪れ、収容者の面接をし、調査を行ってきました。その経験を通じて知ったことは、入所する少年たちのなかには、多くの自傷行為や自殺企図におよんだ経験者がおり、そしてまた、多くの様々な虐待被害経験者がいるということでした。言いかえれば、彼らは加害者であるとともに被害者でもあり、その攻撃性は他者だけでなく自身にも向かっているという事実でした。

表10-1は、少年鑑別所入所者と高校生に対して、同じ内容のアンケートを用いて行った調査の結果です（Matsumoto et al, 2009）。調査対象数は少ないですが、調査の実施時期や地域、および年齢を一致させてあるので、自殺関連行動や性的虐待（「セックスを強制された体験」として尋ねています）に関して、比較的純粋なかたちで非行少女と一般女子生徒との比較ができていると思います。

この結果から分かるのは、同じ16歳前後の女性でありながら、少年鑑別所

表10-1 少年鑑別所女子入所者と一般生徒における自殺関連行動と性被害体験の経験に関する比較(Matsumoto et al, 2009)

	鑑別所入所者 n=22	一般生徒 n=200	χ^2 or t
年齢（歳±SD）	16.4±1.4	16.4±0.6	0.276
自己切傷の経験	36.4%	10.6%	11.576**
自殺念慮の経験	54.5%	26.4%	7.582**
自殺企図の経験	27.3%	3.0%	22.837***
規制薬物使用経験	22.7%	0.0%	46.274***
性的虐待の経験	59.1%	4.3%	65.064***

＊ $p<0.05$, ＊＊ $p<0.01$, ＊＊＊ $p<0.001$

　入所者の中には、リストカットのような自己切傷、自殺念慮、自殺企図の経験者、さらにまた、法律で規制されている薬物の使用経験者も多いということです。しかし、何よりも驚かされるのは、性的虐待被害経験者の異常なまでの多さでしょう。こうした傾向はより女性に顕著ですが、男性にも見られるものです。

　たとえば、傷害事件の加害者として入所してきた少年は、両親からの理不尽な体罰や暴言を受けながら生育しましたが、なぜか本人は、それが「虐待ではなかった」と主張していました。彼は憮然とした表情でこう言いました。「あれはしつけですよ。自分が言うことを聞かなかったから、殴るのは当然です。つらくなかったです。それがふつうです。俺だって、地元の後輩がなめた態度をとったときには、ヤキ入れますもん」。

　彼は、自分がこれ以上被害を受けないですむように、ある時期から加害者の信念に同一化したように思われます。ちなみに、彼のこぶしの指の付け根の辺りは腫れ上がり、皮膚が硬くなっていました。おそらく幼い頃から、つらい気持ちに襲われたときには、こぶしで壁を殴りつけて自分の感情をコントロールしてきたのでしょう。

　別の少年もまた、幼少時から家庭や学校で様々な暴力にさらされてきました。小学校時代の記憶はほとんどないようでしたが、家に帰るのが嫌で、何

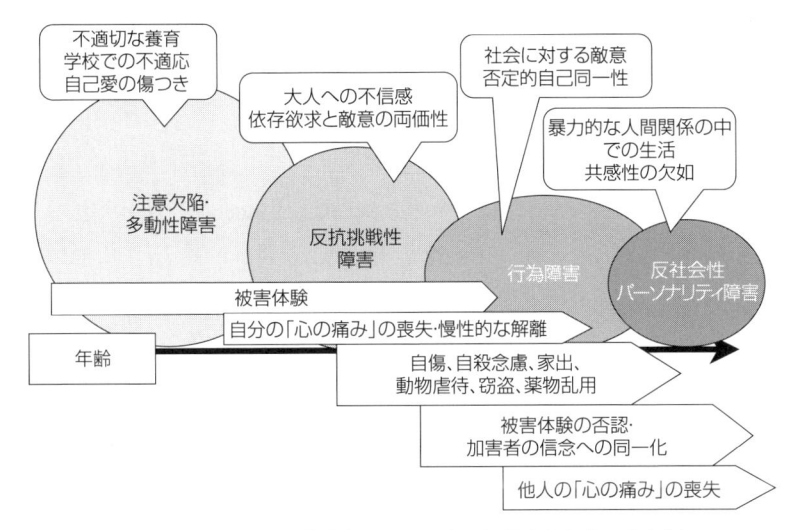

図10-1　破壊的行動障害マーチにおける被害と加害の分水嶺

　度も家出を試みたことは覚えていると述べていました。小学校卒業の頃より、彼は「生きている感じがしない」という離人症を思わせる内的感覚を体験するようになり、さらに無意識のうちに自傷行為におよぶようになりました。コンパスで手甲を突いたり、カッターで前腕を切る自傷行為をはじめました。まったく痛みを感じなかったと言います。
　中学生になると彼は学校に行かなくなり、毎日長時間部屋にこもって「戦闘もの」のコンピュータゲームに没頭するようになりました。親からそうした生活を批判されると、野良猫を探し出してきては、ビルの屋上から落下させ、憂さを晴らしていました。そしてある日、突然彼は近所に住む、あまり交流のない同級生を殺害するのです。彼は私にこう語りました。「相手には何の憎しみもなかった。ただなんとなく、ナイフで刺したらどうなるかなと思った……ゲームの延長みたいな感じだった……」。
　彼の話を聞いていると、自傷行為で「心の痛み」を感じないようにして生きているうちに、とうとう自分の外側に広がる世界の現実感まで失ってしまった、孤独な少年の姿が浮かび上がってきます。いいかえれば、無感覚の世

界に逃げ込んでいるうちに、自分の痛みだけでなく、他人の痛みまで感じられなくなってしまったように思えるのです。

被害と加害の分水嶺

　図10-1に示すのは、ラヘイとレーバー（Lahey & Loeber, 1994）が提唱した、「DBD（Disruptive Behavioral Disorder：破壊的行動障害）マーチ」と呼ばれる、反社会的行動の発達論的仮説です。すべての反社会的な人たちがこれによって説明できるわけではありませんが、確かにこの仮説にぴたりと当てはまる事例が存在します。この図が示しているのは、次のようなことです。

　注意欠陥・多動性障害の子どもは、養育者の不適切なケア行動を引き出しやすく、時にそれが虐待的な影響を及ぼして、自尊心や自己愛に深刻な傷を負っていることが少なくありません。このような虐待を受けた子どもは、そのPTSD症状として知覚過敏・過覚醒や解離を呈するようになり、それらの症状はあたかも注意欠陥・多動性障害の症状とみられることがあります。いずれの場合でも、周囲の大人から否定的なメッセージを与えられ続けたために、学童期に入ると何かにつけて養育者や教師という権威的存在に敵意を抱くようになり、反抗的・挑戦的な態度をとるようになります。つまり、反抗挑戦性障害と診断される状態です。

　やがて、同じように家庭や学校からはみ出した同類者の集団を求めるようになると、今度はかつての加害者と同じ価値観や信念を抱くことで、これ以上自分が被害者にならない生き方を手に入れます。そして、その仲間集団のなかで、先輩・後輩のあいだでヤキを入れたり入れられたり、敵・味方のあいだで殴ったり殴られたりすることを通じて、否定的な自己同一性を獲得していきます。この頃には、様々な非行や犯罪に手を染めるようになり、行為障害という診断がなされるようになります。彼らの一部は成人後、そのまま反社会性パーソナリティ障害へと移行していくことになります。

　私は、この発達論的仮説に、精神分析家のアリス・ミラー（Alice Miller, 1980）の考えを接ぎ木して、「心の痛み」を喪失するプロセスと自分なりに読みかえて理解しています。ミラーは、犯罪をおかした人の多くが、幼少期

に様々な虐待を受けながらも、その怒りと痛みの記憶を抑圧・封印し、心に鎧を被せており、そのようにして自分の痛みに無感覚になった結果、他人の痛みも感じることができなくなり、成人後に自傷行為や薬物乱用、あるいは暴力行為を繰り返すようになると主張しています。

かねてより私は、ミラーが指摘する「心に鎧を被せる現象」とは、苛酷な現実から逃れるために活性化された解離の機制によってもたらされるものではないかと考えています。子どもたちは、その「痛みを感じない世界」のなかで、まずは自分の痛みに鈍感になって、自傷行為などの自己に対する暴力を繰り返すようになり、やがて「自分も痛くないから、他の人間だって痛くない」とでもいうかのように、他人の痛みにも鈍感になり、加害行為へと発展していく――そのように考えてきました。

この「心の痛み」を喪失するプロセスは、つらい記憶や感情を意識から解離・封印するプロセスでもあり、被害者が加害者へと変貌を遂げるプロセスと言いかえることもできます。そして、私が強調しておきたいのは、被害と加害の分水嶺における特徴的なサインが、自傷行為や、「消えたい」「いなくなりたい」という広義の自殺念慮の訴えではないか、ということなのです。

不思議なことですが、少年鑑別所を何度も出入りしている少年たちのなかには、最初のうちは自傷行為を繰り返し、面接のなかでも「消えたい」「いなくなりたい」と訴えている者が少なくないのですが、年齢が上がるとともに自傷行為をしなくなり、自殺念慮も訴えなくなります。その代わり、人を欺いたり、人の弱みにつけ込んで交渉を有利に進めていくことが上手になっていきます。つまり、反社会的な生き方が板につき、犯罪性が高まっていくわけです。私自身、そうした矯正施設の入所少年と面接している際に、「これだったら、まだ自傷行為を繰り返していた頃のほうがよかった」という思いに襲われたことが何度かありました。

こう考えていくと、自傷行為とは、将来の自殺に関連する危険因子としての意味だけでなく、将来加害者になっていく可能性を示唆するサインともいえるのではないか、という思いが頭をもたげてきます。より正確にいえば、自傷行為があるうちはまだよいが、それが誰にも気づかれないまま消えてい

ったときこそが危ないという気がするのです。そうだとすれば、若者の自傷行為を援助するのは、自殺予防の観点からだけでなく、社会安全のためにも意味があることといえるでしょう。

一人ひとりの大人にできること

　本書では、援助者として自傷行為を理解し、適切に対応する方法について、私なりに具体的な方法を提案してきました。しかし、ここでは「援助者」というくくりを離れて、一人の大人として何をすべきなのか述べてみたいと思います。

　結論を言えば、とにかく「自傷行為を無視せず、何があったのかを傾聴すること」に尽きると考えています。かつて、そのことをまざまざと実感させられた体験をしました。この数年間、少年鑑別所を訪れた経験のなかで、いつまでも私の脳裏にこびりついて離れない一人の少女のことです。彼女は、面接のなかで私にこんな話をしました。

「昔、年の離れた兄から、暴力で脅されてセックスを強要されていた時期がありました。両親は気づいてくれませんでした。というか、本当は見て見ぬふりだったと思います。それから、学校ではみんなにいじめられていたけど、そこでは、今度は先生が見て見ぬふりをしていました。こうした生活のなかで、私は『自殺しないために』、小学校のときからずっと隠れてリストカットをしていたんです。

　でも、中学生になったときには、もう限界でした。とにかく生きているのがつらくて、それを誰かに気づいてほしいと思って、教室のみんなの前で、カッターで自分の腕を深く切ったんです。そしたら大騒ぎになって、先生たちからめちゃくちゃに怒られました。校長室にも呼び出されて、それから親も呼び出されて、ずっと説教……。家に帰ってから、父から思いっきり殴られました、何発も。それで、そのとき私は、もう絶対に誰も信じないようにしようと誓ったのです」。

大人たちに絶望してから、この少女の自傷行為はぴたりと止まりました。こういうと、「やはり大人がビシッと厳しく接して、けじめをつけてあげれば、リストカットなんてなくなるんです。あれは『甘え』の表われなんです」などと、得意顔をして言う人がいるかもしれません。しかし、それは完全な見当違いです。

　たとえば、虐待被害と自傷行為は密接な関連がありますが、虐待を受けている家のなかで自傷行為を繰り返す子どもはきわめて稀です。多くの被虐待児童は児童相談所に保護され、しかるべき施設に行ってから、突然激しく自傷行為をはじめるというケースが多いように思います。

　この現象が何を意味しているのかというと、安心できない場所では自傷行為さえもできないという事実です。自傷行為は、少しだけ安心できる環境、多少は自分の苦痛を理解してくれる人がいるかもしれない環境で起こる現象である、ということです。その意味で、少女がぴたりと自傷しなくなったのは、社会が、あるいはこの世が安心できない、油断も隙もない敵意と罠に満ちた場所になったからであると考えることができます。

　その後まもなく、この少女は不良少年たちと謀って援助交際を装った恐喝を繰り返すようになり、最終的に少年鑑別所に入所することになりました。彼女たちの手口はきわめて犯罪性の高い方法でした。それはまず、彼女が街で中年男性に「おじさん、エッチしよう」と声をかけ、ホテルに誘い、それから２人がホテルに行くとまもなく、仲間の男性数名がホテルの部屋に登場し、男性の身分証明書や運転免許証を奪い取り、「会社に連絡するぞ」「自宅に電話してもいいのか」と脅して、ありったけの金品を巻き上げるというものでした。面接のなかで彼女は、凍ったような無表情のまま、私に語りました。

　「恐怖に脅えた男たちが、土下座して、涙を流しながら有り金を全部くれる姿を見るのが、すごく快感でした」。

　このエピソードは、自傷行為を無視した大人に対する復讐として読み取ることができます。あたかも大人たちが天に向かって吐いたつばが、そのまま自分に向かって落ちてきたという、辛辣な寓話のようにも感じられます。

もしも、この少女が教室で最後の自傷行為におよんだとき、大人の誰かが、「何かつらいことがあるのではないか。それについて話してもらえないか」と声をかけていたら、どうだったでしょうか？　彼女は犯罪に手を染めなかったといえるでしょうか？　もちろん、それは誰にも分かりませんが、私はもう少し違った展開があり得たのではないかという気がしてならないのです。

　このエピソードには、自傷する若者の援助に関する重要な学びがあります。それは、単に自傷しなくなることが援助の目標ではないかもしれないということです。もっと大胆にいってしまえば、「切る・切らない」が重要な問題なのではなく、むしろ自傷行為という問題を通じて、彼らを援助するプロセスこそが重要であるということです。あるいは、こういいかえてもいいでしょう。重要なのは、援助関係を通じて「信じてもよい大人がいるのだ」「苦しいとき、つらいときには、弱音を吐いたり、人に助けを求めたりしてもいいのだ」ということを体験していくことなのだ、と。

　ですから、もしもあなたが養護教諭もしくはスクールカウンセラーであり、熱心にかかわり続けたにもかかわらず、自傷をやめないまま卒業してしまった生徒がいたとしても、必ずしも落胆する必要はないと思います。ファヴァッツァによれば、習慣性自傷行為は平均すれば7年間、ときには15年間は続くといいます。ですから援助者は、自分がかかわっているあいだに成果を出すのはなかなか難しいと理解する必要があるのかもしれません。

　しかし、大切なのは援助のプロセスです。その生徒はあなたとのかかわりを通じて、必ずや援助の求め方を学び取っているはずであり、そうした学びが、また次の場所で別の援助者につながれる力を養い、将来における自殺のリスクを減少させるのだと信じてよいと思います。

　繰り返しますが、援助者としてはもとより、一人の大人として最も大切なのは、「自傷行為を無視しない」ということに尽きる——私はそんなふうに信じています。

あとがき

　自傷行為に関心を抱いて研究を始めてから、およそ10年になります。本書には、この間に蓄積された、私なりの自傷行為に対する考えが詰め込まれています。

　振り返ってみれば、私が自傷行為に関心を持ったきっかけは、診察室でのある若い女性患者との出会いでした。彼女は典型的な自傷者であり、腕には新旧入り交じった多数の傷痕——切り傷、あるいは火のついたタバコを押しつけた火傷の痕などが刻まれていました。その傷痕は、彼女がくぐり抜けてきた苦悩の爪痕、あるいは、痛みに満ちた歴史の記録する秘密の象形文字といってよいものだったと思います。しかし、彼女はそれらが意味するところを自ら語ろうとはしませんでした。

　あるとき私は、彼女の腕に新しい傷が増えているのに気がつき、心配になって質問したことがあります。本来であれば、「何かつらいことがあったのか？」と尋ねるべきでしたが、その瞬間、私の口をついて出てきたのは、よりによって「なぜ自分を傷つけるのか？」という、まるで責めるような言葉でした。言ったあとで後悔しましたが、気づいたときにはすでに言葉は放たれていました。

　案の定、彼女は憮然とした面持ちになり、挑戦的な視線で私をにらみながら、反対にこう聞き返してきました。

　「どうして自分を傷つけちゃいけないんですか？」

　「いや、そういうわけではなくて……」

　私はしどろもどろになっていたと記憶しています。すると、彼女は私の干渉を断ち切るような強い口調でいいました。

　「私は生きるために切っているんです。切ると気持ちが落ち着くんです。先生が処方する安定剤よりもずっと効果があります」。

　生きるために切っている、切ると気持ちが落ち着く。いずれも当時の私に

は十分に理解できませんでしたが、「死ぬためにやっているわけではない」と分かったことは、主治医として安心できる言葉でした。「先生が処方する安定剤よりも効果がある」という言葉には、いくらか気持ちを挫かれましたが、それでも「生きるため」にそれが必要であるならば、それも一つの生き方だろう、少なくとも自殺するよりははるかにましかもしれない、などと自分に言い聞かせ、勝手に安堵した記憶があります。それに、「誰にも干渉させない」という彼女の硬い態度に私自身が気圧され、正直言って、「触らぬ神にタタリなし」みたいな気持ちになったのも確かです。

しかし、まもなくそれが浅はかな判断であったことを思い知らされました。彼女が自殺したからです。私に「生きるために切っている」と主張してから３ヶ月後のある冬の日、彼女は深夜の高速道路の高架から身を投げました。

なぜ彼女が自殺したのか、私には今もってよく分かりません。ただ、「生きるために」自分を傷つけなければならない状況というのは、それ自体、相当に困難な事態だったはずなのです。しかし、もちろん、それは後になってから気づいたことです。考えれば考えるほど、私は、「そうか、生きるために切っているのか、ならば大丈夫だ」と安堵した自分の間抜けさを恥じないわけにはいきません。

「自分は自傷行為という現象について何も知らない」。この認識が、私を自傷行為の研究へと向かわせたのです。

ともあれ、この10年間、私なりに自傷行為と向き合い続けてきました。大学病院時代には、自分の外来に何十人もの自傷患者を集めて治療を担当し、その後、現在の研究所に勤務するようになってからは、精神科医療機関や矯正施設、あるいは学校をフィールドとして数多くの調査を行ってきました。さらに、海外の文献を渉猟しては、「これは！」と思った良書があれば、翻訳して国内の専門家に紹介し、少しでもわが国の援助者が自傷行為に対して抱く恐れや嫌悪感を取り除くべく努めてきました。

もちろん、いまだゴールは見えませんし、分からないことはあまりにも多く残されています。発展途上と言えば聞こえがよいですが、「ひょっとする

と自分は全然お門違いの穴を掘り進めているのではないか」という不安が脳裏をかすめることが、ないといったら嘘になります。事実、本書執筆中も、「自傷行為に関して1冊の本を書くのは時期尚早なのかもしれない」という疑念に襲われ、何度となく心が折れそうになりました。

　それでも、今回あえて本書を上梓することを決意したのは、こういった本を必要とする人が多数存在していると感じていたからです。3年くらい前から、私は養護教諭やスクールカウンセラーの研修会に呼ばれる機会が急激に増えました。「自傷行為を繰り返す生徒への対応について教えて欲しい」という要請でした。いまや自傷行為は学校保健における主要な問題の1つとなっており、それゆえに、養護教諭やスクールカウンセラーは、自傷する若者に一番近い援助者となっています。私は、研修会を通じて、あるいはその後のメールのやりとりなどを通じて、援助者としての彼らの苦悩や困惑、ときには孤軍奮闘を強いられる状況を知り、また、今日の精神科医療が必ずしも自傷する若者たちの助けになっていない場合もあることを知り、暗い気持ちにもなりました。

　「学校保健の担い手である彼らを支え、できることならば、自傷行為の援助に際して、羅針盤となる本を書きたい」。本書を著そうと決意した一番の動機はそこにあります。たとえ不十分な内容であったとしても、何もないよりはましではないか。言い訳するようですが、そんな思いに背中を押され、なんとか本書を書き上げることができました。

　私が本書で伝えたかったことは、煎じ詰めれば以下の3点です。第一に、自傷行為は「つらい瞬間を生き延びる」ために行われますが、繰り返されるたびに少しずつ死をたぐり寄せる可能性があるということ。第二に、ともすれば援助者は自傷行為をやめさせようと躍起になりますが、自傷する若者の第一の問題点は、自傷行為をすることではなく、「つらい感情」を誰にも打ち明けずに自分一人で解決しようとする生き方にあること。そして最後に、援助者自身の偏見や思い込みが自傷する若者の回復を妨げる場合があり、叱責や禁止の言葉を発する前に、まずは本人の言葉に耳を傾けてみる必要があ

る、ということです。

　以上の点について、「へえ、そうだったのか」と思って下さる援助者がいたならば、著者としてこれほどうれしいことはありません。

　本書の執筆には、多くの方々の理解と協力が必要でした。精神保健研究所自殺予防総合対策センター長の竹島正先生、ならびに同研究所薬物依存研究部長の和田清先生には、いつも私のわがままな研究活動をお許し下さっていることに深謝申し上げます。また、私の研究を助けてきた同僚として、国立精神・神経センター病院の心理療法士である今村扶美先生、同病院医師小林桜児先生、同センター精神保健研究所研究員の勝又陽太郎先生、木谷雅彦先生、赤澤正人先生、廣川聖子先生、それから私の研究室の事務を取り仕切り、研究活動を支えて下さっている松田リエさんにも、この場を借りて感謝申し上げます。

　最後に、忘れてはならないのが、日本評論社の森美智代さんの大胆さです。森さんは、たった一回学会での発表を聞いただけなのに、海のものとも山のものともつかないこの私に本書執筆の機会を与えて下さいました。その勇敢な決断、あるいは無謀といった方が正しいのかもしれません——に、心からのお礼を申し上げます。

2009年7月

松本俊彦

【引用文献一覧】

American Psychiatric Association (2001) DSM-IV-TR Diagnostic and Statistical Manual of Mental Disorders. Washington DC.（高橋三郎他訳『精神疾患の分類と診断の手引き 新訂版』医学書院，2002）

Armstrong, J., Putnam, F.W., Carson, E.B. (1997) Development and validation of a measure of adolescent dissociation : The Adolescent Dissociative Experience Scale (A-DES). *The Journal of Nervous and Mental Disease* 185: 491-497.

Bandura, A. (1977) Social learning theory. Englewood Cliffs, NJ: Prentice-Hall, 1977.

Bohus, M., Limberger, M., Ebner, U et al (2000) Pain perception during self-reported distress and calmness in patients with borderline personality disorder and self-mutilating behavior. *Psychiatry Research*. 95: 251-260.

Carroll., L., Anderson, R. (2002) Body piercing, tattooing, self-esteem, and body investment in adolescent girls. *Adolescence*, 37: 627-637.

Chiles, J.A., Strosahl, K.D. (2005) Clinical manual for assessment and treatment of suicidal patients. American Psychiatric Publishing, Washington DC.（高橋祥友訳，Ｊ・Ａ・チャイルズ，Ｋ・Ｄ・ストローザル著『自殺予防臨床マニュアル』星和書店，東京，2008）

Clarke, A. (1999) Coping With Self-Mutilation: A Helping Book for Teens Who Hurt Themselves. Rosen Pub Group, New York, 1999.（上田勢子・水沢都加佐訳『なぜ自分を傷つけるの？ リストカット症候群』大月書店，東京，2005）

Clendenin, W.W., Murphy, G.E. (1971) Wrist cutting. *Archives of General Psychiatry* 30: 202-207.

Coid, J., Allolio, B., Rees, L.H. (1983) Raised plasma metenkephalin in patients who habitually mutilate themselves. *Lancet* Sep 3; 2 (8349): 545-546.

Drew, D.R., Allison, C.K., Probst, J.R. (2000) Behavioral and self-concept differences in tattooed and nontattooed college students. *Psychological Reports* 86: 475-481.

Favazza, A.R., Conterio, K. (1989) Female habitual self-mutilators. *Acta Psychiatrica Scandinavica* 79: 283-289.

Favazza, A.R., Derosear, D.O., Conterio, K. (1989) Self-mutilation and eating disorders. *Suicide and Life-Threatening Behavior* 19: 353-361.

Favazza, A.R. (1996) Bodies under Siege: Self-mutilation and Body Modification in Culture and Psychiatry, second edition. The Johns Hopkins University Press, Baltimore. (松本俊彦監訳, A・R・ファヴァッツァ著『自傷の文化精神医学　包囲された身体』金剛出版, 東京, 2009)

Favazza, A.R., Simeon, D. (1995) Self-mutilation. Hollander E, Stein DJ (eds) Impulsivity and Aggression, John Wiley and Sons, Chichester.

Favaro, A., Santonastaso, P. (2000) Self-injurious behavior in anorexia nervosa. *The Journal of Nervous and Mental Disease* 188: 537-542.

Faye, P. (1995) Addictive Characteristics of the Behavior of Self-Mutilation. *Journal of Psychosocial Nursing and Mental Health Services*. 33: 36-39.

Fulwiler, C., Forbes, C., Santangelo, S.L. et al (1997) Self-mutilation and suicide attempt: distinguishing features in prisoners. *Journal of American Academy of Psychiatry and the Law* 25; 69-77.

Gardner, D.L., Cowdry RW (1985) Suicidal and parasuicidal behavior in borderline personality disorder. *Psychiatric Clinics of North America* 8, 389-403.

Graff, H., Mallin, K.R. (1967) The syndrome of the wrist cutter. *American Journal of Psychiatry* 146: 789-790.

Gratz, K.L., Conrad, S.D., Roemer, L. (2002) Risk factors for deliberate self-harm among college students. *American Journal of Orthopsychiatry* 72: 128-140.

Gunderson, J.G., Zanarini, M.C. (1987) Current overview of the borderline diagnosis. *Journal of Clinical Psychiatry* 48: Suppl: 5-14.

Harris, E.C., Barraclough, B. (1997) Suicide as an outcome for mental disorders. A meta-analysis. *British Journal of Psychiatry* 170: 205-228.

Hawton, K., Rodham, K., Evans, E. (2006) By Their Own Young Hand: Deliberate Self-harm and Suicidal Ideas in Adolescents. 21-39, Jessica Kingsley Publisher, London. (松本俊彦・河西千秋監訳, K・ホートン, K・ロドハム, E・エヴァンズ著『自傷と自殺　思春期における予防と介入の手引き』金剛出版, 2008)

Henderson, M., Freeman, C.P.L. (1987) A Self-rating Scale for Bulimia, the "BITE". *British Journal of Psychiatry* 150: 18-24.

Hillbrand, M., Krystal, J.H., Sharpe, K.S. et al. (1994) Clinical predictors of self-mutilation in hospitalized forensic patients. *The Journal of Nervous and Mental Disease* 182: 9-13.

Izutsu, T., Shimotsu, S., Matsumoto, T. et al. (2006) Deliberate self-harm and childhood histories of Attention-Deficit/Hyperactivity Disorder (ADHD) in junior high school students. *European Child and Adolescent Psychiatry* 14: 1-5.

岩室紳也（2008）「思春期の性　いま，何をどう伝えるか？」大修館書店，東京.

自殺予防総合対策センター（2008）（伊勢田堯ほか共訳）英国国立精神保健研究所「自殺予防総合対策センターブックレット　No.4　若年者の自殺を減らすパイロットプロジェクト"リーチング・アウト"」国立精神・神経センター精神保健研究所　自殺予防総合対策センター，東京.

金原ひとみ（2003）『蛇にピアス』集英社，東京.

Katsumata, Y., Matsumoto, T., Kitani, M. et al (2008) Electronic media use and suicidal ideation in Japanese adolescents. *Psychiatry and Clinical Neuroscience* 62: 744-746.

香山リカ（2002）『多重化するリアル　心と社会の解離論』廣済堂出版，東京.

Kessler, R.C., Roger, R., Adams, P.A. (1999) Prevalence of and risk factors for lifetime suicide attempts in National Comorbidity Survey. *Archives of General Psychiatry* 56: 617-626.

Kettlewell, C. (2000) Skin Game, Griffin Publishing, Williamstown, 2000.（佐竹史子訳『スキンゲーム』青山出版社，東京，2001）

Kirmayer, L.J., Carrol, J. (1987) A neurological hypothesis on the nature of chronic self-mutilation. *Integrative Psychiatry* 5: 212-213.

Kreitman, N., Philip, A.E., Greer, S. et al. (1969) Parasuicide. *British Journal of Psychiatry* 115: 746-747.

Lacey, J.H., Evans, C.D. (1986) The impulsivist: a multi-impulsive personality disorder. *Brirish Journal of Addiction* 81: 641-649.

Lahey, B.B., Loeber, R. (1994) Framework for a developmental model of oppositional defiant disorder and conduct disorder. In D. K. Routh (Ed.) Disruptive behavior disorders in childhood, pp139-180, Plenum, New York.

Lazarus, R.S., Folkman, S. (1984) Stress, Appraisal, and Coping.（本明寛・春木豊・織田正美監訳『ストレスの心理学　認知的評価と対処の研究』実務教育出版，東京，1991）

Levenkron, S. (1998) Cutting: understanding and overcoming self-mutilation. W. W. Norton & Company, Inc., New York.

Linehan, M.M. (1993) Cognitive-behavioral treatment of borderline personality disorder, Guilford Press, New York.

López-Ibor, J J.Jr., Saiz-Ruiz, J., De los Cobos, J.C. (1985) Biological correlations of suicide and aggressivity in major depressions (with melancholia): 5-Hydroxylindoleacetic acid and cortisol in cerebral spinal fluid, dexamethasone suppression test and therapeutic response to 5-hydroxytryptophan. *Neuropsychiobiology* 14: 67-74.

Markowitz, P.J. (1995) Pharmacotherapy of impulsivity, aggression, and related disorders. Hollander E, Stein D (eds), Impulsivity and aggression, Wiley, New York.

Matsumoto, T., Azekawa, T., Yamaguchi, A. et al (2004a) Habitual self-mutilation in Japan. *Psychiatry and Clinical Neuroscience* 58: 191-198.

Matsumoto, T., Yamaguchi, A., Chiba, Y. et al (2004b) Patterns of self-cutting: A preliminary study on differences in clinical implications between wrist- and arm-cutting using a Japanese juvenile detention center sample. *Psychiatry and Clinical Neuroscience* 58: 377-382.

Matsumoto, T., Yamaguchi, A., Chiba, Y. et al (2005a) Self-burning versus self-cutting: Patterns and implications of self-mutilation; A preliminary study of differences between self-cutting and -burning in a Japanese juvenile detention center. *Psychiatry and Clinical Neuroscience* 59: 62-69.

Matsumoto, T., Yamaguchi, A., Asami, T. et al (2005b) Characteristics of self-cutters among male inmates: Association with bulimia and dissociation. *Psychiatry and Clinical Neuroscience* 59: 319-326.

松本俊彦（2005）『薬物依存の理解と援助「故意に自分の健康を害する」症候群』金剛出版，東京．

松本俊彦，山口亜希子（2005a）自傷行為の嗜癖性について―自記式質問票による自傷行為に関する調査―．精神科治療学 20: 931-939.

松本俊彦，山口亜希子（2005b）嗜癖としての自傷行為．精神療法 31: 329-332.

松本俊彦，山口亜希子，阿瀬川孝治，他（2005a）過量服薬を行う女性自傷者の臨床的特徴：リスク予測に向けての自記式質問票による予備的調査．精神医学 47: 735-743.

松本俊彦，阿瀬川孝治，山口亜希子ほか（2005b）過量服薬を行う女性自傷患者の臨床的特徴（第2報）食行動異常との関連について．精神医学 47巻10号: 1093-1101.

松本俊彦，阿瀬川孝治，伊丹昭ほか（2006a）自傷患者の治療経過中における「故意に自分の健康を害する行為」：1年間の追跡調査によるリスク要因の分析．精神医学，48: 1207-1216.

松本俊彦，岡田幸之，千葉泰ほか（2006b）若年男性における自傷行為の臨床的意義につ

いて:少年鑑別所における自記式質問票調査.精神保健研究 19: 59-73.

Matsumoto, T., Imamura, F. (2008) Self-injury in Japanese junior and senior high-school students: Prevalence and association with substance use. *Psychiatry and Clinical Neuroscience* 62: 123-125.

Matsumoto, T., Imamura, F., Katsumata, Y. et al (2008a) Prevalences of lifetime histories of self-cutting and suicidal ideation in Japanese adolescents: Differences by age. *Psychiatry and Clinical Neuroscience* 62: 362-364.

Matsumoto, T., Imamura, F., Katsumata, Y. et al (2008b) Analgesia during self-cutting: clinical implications and the association with suicidal ideation. *Psychiatry and Clinical Neuroscience* 62: 355-358.

松本俊彦,阿瀬川孝治,伊丹昭ほか(2008)自己切傷患者における致死的な「故意に自分を傷つける行為」のリスク要因:3年間の追跡調査.精神神経学雑誌 110: 475-487.

Matsumoto, T., Tsutsumi, A., Izutsu, T. et al (2009) A comparative study of the prevalence of suicidal behavior and sexual abuse history in delinquent and non-delinquent adolescents: *Psychiatry and Clinical Neuroscience* 63: 238-240.

松本俊彦,今村扶美,勝又陽太郎(2009)児童・生徒の自傷行為に対応する養護教諭が抱える困難について:養護教諭研修会におけるアンケート調査から.精神医学,51巻8号: 791-799.

松本俊彦,今村扶美(2009)思春期における「故意に自分の健康を害する」行動と「消えたい」体験および自殺念慮との関係.精神医学,51巻9号: 861-871.

Menninger, K.A. (1938) Man against himself. Harcourt Brace Jovanovich, New York.

Miller, A. (1980) Am Anfang war Erziehung. Suhrkamp Verlag, Frankfurt.

Miller, T.R., Taylor, D.M. (2005) Adolescent suicidality: Who will ideate, who will act? *Suicide and Life-Threatening Behavior* 35: 425-435.

Modesto-Lowe, V., Van Kirk, J. (2002) Clinical uses of naltrexone: A review of the evidence. *Experimental Clinical Psychopharmacology* 10: 213-227.

Morgan, H.G., Burn-Cox, C.J., Pottle, S. et al (1976) Deliberate self-harm: Clinical and socio-economic characteristics of 368 patients. *British Journal of Psychiatry* 128: 361-368.

内閣府(2008)平成20年度版 自殺総合対策白書.

内閣府(2008)自殺対策加速化プラン. http://www8.cao.go.jp/jisatsutaisaku/taikou/pdf/plan.pdf

中井義勝,濱垣誠司,高木隆郎（1998）大食症質問表 Bulimic Investigatory Test, Edinburgh (BITE) の有用性と神経性大食症の実態調査．精神医学40: 711-716.

南条あや（2000）「卒業式まで死にません」新潮社，東京．

日本学校保健会（2008）保健室利用状況に関する調査報告書 18年度調査結果．日本学校保健会，東京．

西園昌久,安岡誉（1979）手首自傷症候群．臨床精神医学 8: 1309-1315.

岡田敦（2007）『I am』赤々舎．

Owens, D., Horrocks. J., House, A. (2002) Fatal and non-fatal repetition of self-harm. Systematic review. *British Journal of Psychiatry* 181, 193-199.

Pattison, E.M., Kahan, J. (1983) The Deliberate Self-Harm Syndrome. *American Journal of Psychiatry* 140: 867-887.

Pao, P.E. (1696) The syndrome of delicate self-cutting. *British Journal of Medical Psychology* 42: 195-206.

Putnam, F.W. (1989) Diagnosis & treatment of multiple personality disorder. The Guilford Press, NY.（安克昌・中井久夫訳『多重人格性障害の診断と治療』岩崎学術出版社，2000）

Pfeffer, C.R. (1986) The suicidal child. Guilford, New York.（高橋祥友訳『死に急ぐ子供たち：小児の自殺の臨床精神医学的研究』中央洋書出版部，1990）

Rosenthal, R.J., Rinzler, C., Walsh, R. et al. (1972) Writs-cutting syndrome: The meaning of a gesture. *American Journal of Psychiatry* 128: 1363-1368.

Ross, R.R., McKay, H.B. (1979) Self-mutilation. Lexington Books, Lexington.

Ross, C.A. (1996) Dissociative identity disorder: diagnosis, clinical features, treatment of multiple personality. 2nd ed. John Wiley & Sons, Inc, NY.

Ross, S., Heath, N. (2002) a study of the frequency of self-mutilation in a community sample of adolescents. *Journal of Youth and Adolescence* 1: 67-77.

Russ, M.J., Roth, S.D., Lerman, A. et al. (1992) Pain perception in self-injurious patients with borderline personality disorder. Biol. *Psychiatry* 32: 501-511.

Scmidtke, A., Häfner, H. (1988) The Werther effect after television films: new evidence for an old hypothesis. *Psychological Medicine* 18: 665-676.

Screening For Mental Health: http://www.mentalhealthscreening.org/Schools/

Shearer, S.L. (1994) Phenomenology of self-injury among inpatient women with borderline personality disorder. *The Journal of Nervous and Mental Disease* 182: 524-526.

下野新聞(2009)自殺未遂者の実態つかめ　病院と協力し,県などが新年度初の調査へ,2009年2月7日版.

柴山雅俊(2007)『解離性障害「うしろに誰かいる」の精神病理』筑摩書房.

Simpson, M.A. (1975) The phenomenology of self-mutilation in a general hospital setting. *Canadian Psychiatric Association Journal* : 429-434.

Shneidman, E.S. (1993) Suicide as Psychache: A clinical approach to self-destructive behavior, Jason Aronson Inc, Lanham.

すえのぶけいこ(2002)『ライフ』第1巻,講談社,東京.

Suyemoto, K.L. (1998) The functions of self-mutilation. *Clinical Psychology Review* 18, 531-554.

高橋祥友(2002)『医療者が知っておきたい自殺のリスクマネジメント』医学書院,東京.

辻本士郎(2009)『名物ドクターのアルコール教室(第3回)やっぱり心のどこかには……』季刊Be! 94 2009年3月号: 90-93.

紡木たく(1987)『ホットロード』第1巻.集英社.

Turner, V.J. (2002) Secret scars. Uncovering and Understanding the Addiction of Self-Injury. Center City, HAZELDEN.(松本俊彦監修・小国綾子訳『自傷からの回復　隠された傷と向き合うとき』みすず書房, 2009)

Van der Kolk, B.A., Saporta, J. (1991) The biological response to psychic trauma: mechanism and treatment of intrusion and numbing. *Anxiety Research* 4: 199-212.

Walsh, B.W., Rosen, P.M. (2005) Self-mutilation-theory, research, & treatment-Guilford Press, New York, 1988.(松本俊彦ほか訳　B・W・ウォルシュ,P・M・ローゼン『自傷行為　実証的研究と治療指針』金剛出版, 2005)

Walsh, B.W. (2007) Treating self-injury. Guilford Press, New York, 2005.(松本俊彦・山口亜希子・小林桜児訳,B・W・ウォルシュ著「自傷行為治療ガイド」金剛出版, 2007)

Weissman, M.M. (1975) Wrist-cutting. *Archives of General Psychiatry* 32: 1166-1171.(山口亜希子,松本俊彦,近藤智津恵ほか(2004)大学生の自傷行為の経験率——自記式質問票による調査.精神医学 46: 473-479.

山口亜希子,松本俊彦(2005)女子高校生における自傷行為——喫煙・飲酒,ピアス,過食傾向との関係——.精神医学 47: 515-522.

Zlotonick, C., Shea, T., Recupero, P. et al. (1997) Trauma, dissociation, impulsivity, and self-mutilation among substance abuse patients. *American Journal of*

Orthopsychiatry 67: 650-654.

Zoroglu, S.S., Tuzun, U., Sar, V. et al. (2003) Suicide attempt and self-mutilation among Turkish high school students in relation with abuse, neglect and dissociation. *Psychiatry and Clinical Neuroscience* 57: 119-126.

●著者略歴

松本俊彦（まつもと・としひこ）

国立研究開発法人 国立精神・神経医療研究センター 精神保健研究所
薬物依存研究部 部長

1993年佐賀医科大学卒業。横浜市立大学医学部附属病院での初期臨床研修修了後、神奈川県立精神医療センター、横浜市立大学医学部附属病院等を経て、2004年に国立精神・神経センター 精神保健研究所 司法精神医学研究部 専門医療・社会復帰研究室長に就任。以後、同研究所 自殺予防総合対策センター副センター長等を経て、2015年より現職。2017年より国立精神・神経医療研究センター病院 薬物依存症センター センター長併任。

【著書】『薬物依存の理解と援助』（2005、金剛出版）『アディクションとしての自傷』（星和書店、2011）『自傷・自殺する子どもたち』（合同出版、2014）『アルコールとうつ・自殺』（岩波書店、2014）『自分を傷つけずにはいられない』（講談社、2015）『よくわかるSMARPP』（2016、金剛出版）『もしも「死にたい」と言われたら』（中外医学社、2015）『ハームリダクションとは何か』（共著、中外医学社、2017）『薬物依存症』（筑摩書房、2018）『『助けて』が言えない』（編著、日本評論社、2019）『アディクション・スタディーズ』（編著、日本評論社、2020）等多数。

自傷行為の理解と援助　「故意に自分の健康を害する」若者たち

2009年8月30日　第1版　第1刷発行
2024年10月15日　第1版　第12刷発行

著　者──松本俊彦
発行所──株式会社　日本評論社
　　　　〒170-8474　東京都豊島区南大塚3-12-4
　　　　電話　03-3987-8595（編集）-8621（販売）
　　　　振替　00100-3-16
印刷所──港北メディアサービス株式会社
製本所──井上製本所
装　幀──銀山宏子（スタジオ・シープ）

©Toshihiko Matsumoto 2009
ISBN 978-4-535-56280-6　　Printed in Japan

JCOPY　<（社）出版者著作権管理機構　委託出版物>
本書の無断複写は著作権法上での例外を除き禁じられています。複写される場合は、そのつど事前に、（社）出版者著作権管理機構（電話 03-5244-5088、FAX 03-5244-5089、e-mail: info@jcopy.or.jp）の許諾を得てください。
また、本書を代行業者等の第三者に依頼してスキャニング等の行為によりデジタル化することは、個人の家庭内の利用であっても、一切認められておりません。

アディクション・スタディーズ
薬物依存症を捉えなおす13章

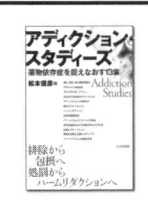

松本俊彦[編]

薬物のアディクション（依存症）に様々な角度から光を当て、多領域の支援者・当事者が緩やかにつながり、厳罰主義を乗り越える道筋を探る。　●定価1,980円（税込）

「助けて」が言えない

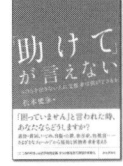

松本俊彦[編]　SOSを出さない人に支援者は何ができるか

「困っていません」と言われた時、あなたならどうしますか？　依存症、自傷・自殺等、多様な当事者の心理をどう理解し関わるか。大好評を博した『こころの科学』特別企画に5つの章を加え書籍化。　●定価1,760円（税込）

「死にたい」に現場で向き合う
自殺予防の最前線

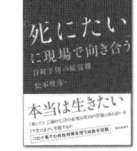

松本俊彦[編]

「死にたい」「助けて」その必死の告白をどう受け止め、支援するか。行政、医療、NPO等さまざまな現場の実践知を紹介。コロナ禍での自殺対策を問う対談を収録。　●定価1,540円（税込）

「助けて」が言えない 子ども編

松本俊彦[編]　●定価1,870円（税込）

ヤングケアラー、虐待、性暴力、いじめ、不登校、自傷、オーバードーズ、ゲーム依存、セクシャルマイノリティ──。様々な困難を抱えながらも容易に支援を求めない現代の中高生に関わる大人、そして本人たちへのメッセージ。

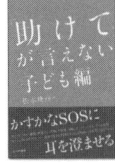

トラウマインフォームドケア

野坂祐子[著]　"問題行動"を捉えなおす援助の視点

周囲を悩ませる「問題行動」の背景にはトラウマの存在がある。非難・叱責から安心・安全の提供へと支援を変える新たなリテラシー。　●定価2,420円（税込）

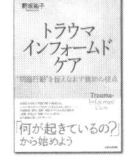

日本評論社
https://www.nippyo.co.jp/